国際標準の感染予防対策

滅菌・消毒・洗浄 ハンドブック

ICHG 研究会 編

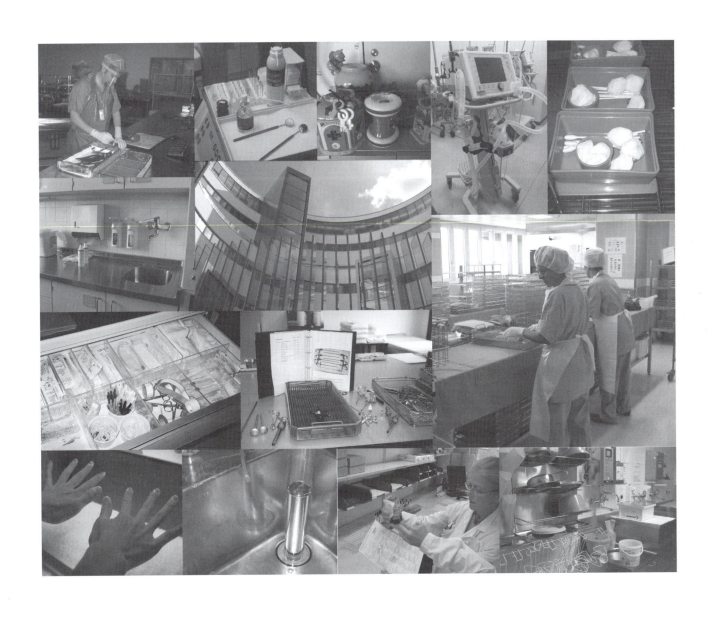

医歯薬出版株式会社

編集

由良　温宣	有限会社由良薬局　株式会社ポポロ	
新井　裕子	伊勢崎市民病院　医療安全管理室	
遠藤　康伸	成田赤十字病院　検査部	
金澤美弥子	日本赤十字社長崎原爆病院　感染制御室	
佐々木富子	医療法人育和会　育和会記念病院　医療安全管理室	
杉山香代子	ICHG研究会	
鈴木トキ子	(合)アイビス・メディコ・プランニング代表	
藤田　直久	京都府立医科大学附属病院　臨床検査部・感染対策部	
山之上弘樹	沖縄徳洲会静岡徳洲会病院院長	
波多江新平	ICHG研究会代表	

著者

ICHG研究会（巻末に記載）

This book was originally published in Japanese under the title of：

KOKUSAIHYOJUN-NO KANSENYOBOTAISAKU MEKKIN SYODOKU SENJO HANDOBUKKU
（International Standard Infection Control Sterilization and Disinfection Handbook）

Editors：

YURA, Harunobu
　Yura Yakkyoku Corp. Popolo Inc.

HATAE, Shimpei et al.
　JICHG (Japan Infection Control Hospital Group) Director

© 2018　1st ed.

ISHIYAKU PUBLISHERS, INC.
　7-10, Honkomagome 1 chome, Bunkyo-ku,
　Tokyo 113-8612, Japan

序文　本書のねらい

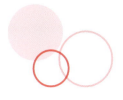
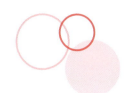

　本書では院内感染予防対策の基本から，医療現場ですぐに実践できる具体的手順まで，「滅菌・消毒・洗浄」に関する基本的な考え方を国際標準に基づいてゴールを肯定形で記載し，同時にその理由がわかるように記載している．教育機関においても教科書的に使用できるように編集している．

　「滅菌・消毒・洗浄」は，医療現場で経験的に学ぶことが多く，正確に定義や基本を学ぶ機会が少ない．また，我が国に国際標準に基づいて記載した書物もない．そのため，なんとなくわかっているようでわかっていないことや，理由を理解しないまま行うことで手順があいまいであったりする．

　「滅菌・消毒・洗浄」は，一見難しく感じるが，言葉の定義と基本を理解することで国際標準を習得することができる．基本を学ぶことは生涯にわたって使用できる知識を習得するうえで必要不可欠である．

　ICHG (Infection Control Hospital Group) 研究会は，感染予防対策を勉強する会として，自然発生的に結集した会である．メンバーは，医師，薬剤師，看護師，検査技師，清掃専門従事者，一級建築士，行政従事者，コンサルタント等，感染予防対策に関わる人々である．

　今日，インターネットを通じて世界中のガイドラインをはじめとした情報（インフォメーション）が瞬時に入手できる．しかし，ICHG研究会では，毎年のようにEU諸国やアメリカ合衆国，カナダ等の医療機関を実際に視察し，現地の職員とディスカッションすることで，国際標準である生きた情報（インテリジェンス）を得てきた．歴史・文化・言語は，国によって異なるが，感染予防対策の分野においては人と人との関わりであり，操作手順は共通である．

　本書ではEBM (Evidence Based Medicine) の考え方を中心に，患者の価値観と意向にそった医療と次の4項目に配慮して記載している．

①患者が感染から保護されていること
②医療従事者が感染から保護されていること
③環境に配慮されていること
④経済的であること

　ICHG研究会の会員は，職種を超えたパーソンミックスであり，対等会話を通してそれぞれに専門的見方と意見を持ちよることによって，本書を完成させることができた．

　世の中は急速に変化している．このような中でポリシーマニュアルの見直しは常に必要であり，新しい知見が入ればいつでも検討し，受け入れる態度が必要であると考える．

ICHG研究会編集委員一同

CONTENTS

序文　本書のねらい iii

I　感染予防対策の基本　　1

1 感染予防対策の基本的事項 2
　（1）感染予防対策の基本 2
　（2）根拠に基づく医療EBM（Evidence Based Medicine） 3
　（3）データに基づく医療 3
　（4）院内感染の国際定義 4
　（5）感染のリンク 4

2 感染リスクと対策のレベル 6

3 標準予防策の考え方 8

4 感染経路別隔離予防対策の考え方 10

5 細菌の時限爆弾 14

6 環境の管理と結露・「ほこり」対策 16
　（1）結露とカビ 16
　（2）「ほこり」の管理と無菌操作 16
　（3）安全キャビネットとクリーンベンチ 17

II　滅菌・消毒・洗浄の基本　　19

1 滅菌・消毒・洗浄の定義 20

2 滅菌 22
　（1）滅菌する際の基本的条件 22
　（2）滅菌工程のモニタリング 22
　　　1）管理工程のモニタリング 22
　　　2）物理的モニタリング 23
　　　3）生物学的インジケーター（BI：Biological Indicator） 23
　　　4）化学的インジケーター（CI：Chemical Indicator） 23
　（3）主な滅菌法 24
　　　1）高圧蒸気滅菌 24
　　　2）乾熱滅菌 25
　　　3）過酸化水素低温プラズマ滅菌 25

  4）放射線滅菌 ……………………………………………………………………… 25
  5）エチレンオキサイド（EO）ガス滅菌 ………………………………………… 25
  6）低温蒸気ホルムアルデヒドガス（LTSF）滅菌 ……………………………… 26
  7）超ろ過滅菌 ……………………………………………………………………… 26

3 消毒 …………………………………………………………………………………… 28
 （1）熱による消毒 ……………………………………………………………………… 28
 （2）消毒剤による消毒 ………………………………………………………………… 30
  1）消毒剤使用時の基本的原則 …………………………………………………… 30
  2）洗浄と消毒，一次洗浄と最終処理 …………………………………………… 31
  3）消毒剤と抗菌薬の作用機作と副作用 ………………………………………… 31
  4）消毒剤の滅菌済み製剤と無菌製剤 …………………………………………… 32

4 洗浄及び乾燥 ………………………………………………………………………… 34
 （1）洗浄方法，用手法，等 …………………………………………………………… 34
 （2）洗浄の確認 ………………………………………………………………………… 35

III 消毒剤各論   37

1 消毒剤の抗微生物スペクトルと適応範囲 ……………………………………… 38
2 医薬品として使用される主な消毒剤（8種類の消毒剤成分）……………… 42
 （1）グルタラール・フタラール・過酢酸 …………………………………………… 42
 （2）アルコール類 ……………………………………………………………………… 44
 （3）次亜塩素酸ナトリウム …………………………………………………………… 46
 （4）ポビドンヨード …………………………………………………………………… 48
 （5）ベンゼトニウム塩化物 …………………………………………………………… 52
 （6）ベンザルコニウム塩化物 ………………………………………………………… 54
 （7）クロルヘキシジングルコン酸塩・オラネキシジングルコン酸塩 ………… 55
 （8）アルキルジアミノエチルグリシン塩酸塩 …………………………………… 58

3 消毒剤の保管及び消毒剤含有綿球等 …………………………………………… 60
4 消毒剤の希釈方法 …………………………………………………………………… 62
 （1）希釈の具体例 ……………………………………………………………………… 62
 （2）消毒剤希釈液の調製 ……………………………………………………………… 64
  1）創傷部位に用いる消毒剤希釈液の調製 ……………………………………… 64
  2）深い創傷に用いる消毒剤希釈液の調製 ……………………………………… 64

IV 生体に対する消毒 …… 67

1 注射部位・カテーテル部位・手術部位消毒 …… 68
- （1） 皮膚の構造と皮膚消毒 …… 68
- （2） 留置期間と感染リスク …… 70

2 粘膜の消毒 …… 71
3 創傷部位の消毒 …… 71
4 体腔内の消毒禁止 …… 72
5 手洗い …… 74
- （1） 手洗いの種類 …… 75
- （2） 手洗いの手順 …… 76
- （3） 手洗いミスの生じやすい点 …… 76
- （4） 日常手洗いの意義，タイミング …… 77
- （5） 衛生的手洗いの意義，タイミング …… 78
- （6） 速乾性すり込み式手指消毒剤の意義，実施条件 …… 80

V 器具・器械に対する滅菌・消毒・洗浄 …… 83

1 内視鏡の消毒 …… 84
- （1） 軟性内視鏡の消毒 …… 84
- （2） 硬性内視鏡の滅菌・消毒 …… 87

2 器具・器械に対する具体的対応 …… 88

VI リネン類の洗濯と消毒 …… 101

1 使用済みリネン類の分別・搬送 …… 102
2 使用済みリネン類の洗濯・消毒処置 …… 103
3 感染症法における使用済みリネン類の処理 …… 104

VII 病院環境に対する清掃と消毒・その他 …… 107

1 基本的事項 …… 108
- （1） 環境の消毒の必要性 …… 109
- （2） 嘔吐物等の処理手順 …… 110

2 感染性廃棄物 …… 112
3 病原体等のBSL分類等 …… 114
- （1） バイオセイフティレベル（Biosafety Level：BSL） …… 114

COLUMN

- mustとshould等 …… 13
- 内因性感染症と外因性感染症 …… 18
- 紫外線照射に関して …… 27
- 試験管内での結果と臨床での有用性 …… 33
- 消毒剤と消毒薬 …… 33
- 医薬品・医薬部外品・雑貨 …… 41
- 健康とは …… 75
- 温度チェックの方法 …… 82
- 病室の花瓶 …… 100
- 感染症の診断と抗菌薬の投与 …… 106

I 感染予防対策の基本

　滅菌・消毒・洗浄を学ぶことは，基本的な感染予防対策や，定義となっている項目を理解する必要がある．基本は変わることがないが，科学技術の進歩や法令の改正，また人の動きが国際的になるなどして考え方や対策が新しく変化することも考えられる．いずれの時代もその時代に即し合理的でなければならない．

1 感染予防対策の基本的事項

（1）感染予防対策の基本

　　感染予防対策の基本には，大きく3つある．この基本3原則を理解し対策することで合理的な感染予防対策が実施できる．

> **MEMO 感染予防対策の基本3原則**
> 1. 感染のリスクと対策のレベル
> 2. 標準予防策
> 3. 感染経路別予防対策

　感染のリスクと対策のレベルは，もともと医療の基本となっていたが，標準予防策と感染経路別予防対策は，1985年ごろ提唱され1990年ごろには国際的に普及した．この対策は主に，HIV感染によるAIDSの発症に由来している．1985年当時HIVに感染すると10年後には死を意味するという医療従事者にとって命の問題であった．また，疾患別に対策を講じていた感染予防対策を感染経路別に整理して実施することによる合理性を生み出した．

　標準予防策が提唱された1985年は，HIV感染症は，死に至る疾患であり，HBV・HCV感染症は完治できない疾患であった．2018年現在は，HIV感染症は，抗HIV薬の開発によりHIVに感染しても薬さえ忘れずに服用すればAIDSを発症することなく，感染していない人との予後の差がなくなり，慢性疾患の考え方に変化した．HBV感染症は予防接種が定期接種に，HCV感染症は治癒するようになった．しかし，感染予防対策の基本3原則は，基本対策として大切であることには変わりがない．

(2) 根拠に基づく医療EBM (Evidence Based Medicine)

　根拠に基づく医療とは，単に文献が存在するということではなく，文献を批判的に吟味し（実験系の開示，無作為比較試験，生データの表示，検定の実施等）適応の妥当性を患者の価値観と意向を考慮して医療を行うことである．この考え方は1991年カナダ マクマスター大学 G. H. Guyatt が初めて使用した．その後同大学の D. L. Sackett らのワーキンググループが，EBMの概念を整理展開し，国際的に用いられている．

> **MEMO　根拠に基づく医療（EBM：Evidence Based Medicine）**
> 　診ている患者の臨床上の疑問点に関して，医師等が関連文献等を検索し，それらを批判的に吟味した上で患者への適用の妥当性を評価し，更に患者の価値観や意向を考慮した上で臨床判断を下し，専門技能を活用して医療を行うこと．

(3) データに基づく医療

　データに基づくとは，過去の文献だけを探すのではなく，現在の状況を判断して対策を講じるという意味である．例えば，インフルエンザが流行しているとき，どのような対策を実施するかは，現状の社会的流行，自施設での状況（感染者・予防接種の状況等）のデータを活用して対策を講じることをいう．また，肺炎の場合は，血液培養・喀痰培養のデータを活用して感染臓器並びに起因菌の特定と感受性データ等を活用し治療を行うという意味である．

　感染予防対策のすべてに文献があるわけではなく，感染予防対策の多くは常識に基づいて行われるものである．感染予防対策や一般生活の基本は，科学的根拠・数学的根拠・常識を無視することはできない．

> **MEMO　原著論文のチェックポイント**
> 1. 研究の動機が明確に示されている．
> 2. 研究の手順方法が明確に示されている．実験系が実態に即している．
> 3. 無作為の比較試験が実施されている．
> 4. 生データが示されている．
> 5. 結果の数値が適切に検定されている．
> 6. 考察が述べられている．

(4) 院内感染の国際定義

院内感染の国際定義は，以下のとおりである．そもそも院内感染予防対策を講じる必要があるとしたのは，英国で，目標を入院期間の短縮にしている．これらは1995年英国のPHLS：Public Health Laboratory Serviceから出された，Hospital Infection ControlにICD：Infection Control DoctorやICN：Infection Control Nurse の役割と義務をはじめ，感染予防対策に関する基本的なことが記載されている．これを基に各国のガイドラインや考え方が示され，我が国ではこれらの考え方を基に，各種通達省令が出されている．

> **MEMO 院内感染の国際定義**
> 1. 入院患者において，原疾患とは別に新たな感染症が入院48時間以降に発生した場合
> 2. 医療従事者が新たな感染を受けた場合
>   感染（保菌）も感染症（発症）も含む．
> 3. 退院後48時間以内に感染症が発症した場合

> **MEMO 忘れないこと！**
> 感染症を起こしているこの患者がもし，自分だったら，と考えて，感染予防対策を実施する．
> 自分にいやなことは患者にしない．丁寧な医療を実施する．親切は当たり前．

ICHG 研究会 & Dr.Yasmin.Drabu and her team

(5) 感染のリンク

感染症が発症する要因は，チェーンのように繋がると感染症が起こる．これを感染のリンク（連鎖）という．(図Ⅰ-1-1) 感染予防対策の原則は，感染のリンクを断つことである．

感染のリンクのどこかを断てば感染症は発症しない．このうち感染経路である伝播手段を断つことが最も効果的・合理的手段となる．つまり，手洗い，防御具，隔離対策である．

1 感染予防対策の基本的事項

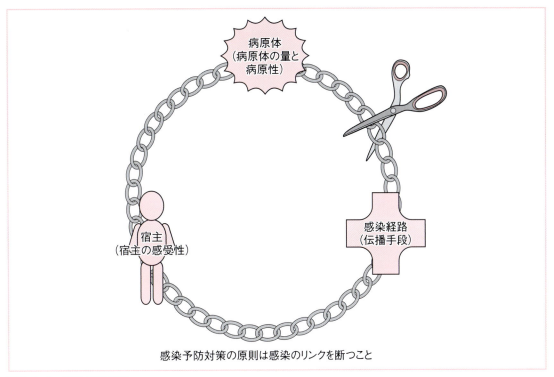

感染予防対策の原則は感染のリンクを断つこと

図Ⅰ-1-1 感染のリンク

感染のリンク（連鎖）を断つ感染予防対策

病原体：
　病原体は目に見えないことから予測が困難である．環境整備（「ほこり」の管理，清掃，乾燥等）や食中毒防止対策，昆虫・ネズミ等の病原休媒介動物対策を講じる．病院中を無菌にできないと同時に病原体の毒性等を変化させることはできない．

宿主：
　宿主の抵抗性を上げる（予防接種等）ことは一部の疾患では有用であり，低栄養状態の解消も大切なことである．また食細胞系の免疫を上げることは，日常生活においても大変重要な対策である．そのためには，体温の維持，適度な運動，常在細菌叢の温存によるマクロファージの遊走の促進は，誰にでもできる有用な感染予防対策である．

感染経路：
　伝播手段を断つ対策は，いつでも誰でも基本的手技等で予防が可能であり，最も経済的に施行できる．空気感染，飛沫感染，接触感染，食中毒，動物媒介感染等を遮断する．最も基本的で重要なのが，人の手から伝播する病原体を断つ，手洗い（場合によっては手指消毒をする．）をすることである．次に，適切な防御具（プラスチック手袋・プラスチックエプロン・サージカルマスク・ゴーグル等）を使用する．適切に滅菌・消毒・洗浄する．環境（空調管理，換気）を整える．清掃（「ほこり」を立てない．）するなどの日常動作が重要となる．

2 感染リスクと対策のレベル

　感染リスクと対策のレベルの考え方は，医療現場において業務と非常に密接に関わる重要な項目である．感染リスクを考慮せずに，あらゆる器具を滅菌したり，いたるところを消毒したり，過度にディスポーザブルの製品を取り入れるのは合理的ではない．また逆に繁雑な業務等を理由に，手を洗わずに傷口に触れたりすると，傷口が悪化してしまったりなど感染症を引き起こしかねない．このようなことを防ぐために感染予防対策を行うときには，まず感染リスクを考える必要がある．(表I-2-1)

表I-2-1　感染リスクとそれに応じた対策

感染リスク	対象	処理方法	例
高リスク High Risk	皮膚又は粘膜を貫通して直接体内に接触又は導入されるもの	滅菌	手術用器具，注射針，ドレッシング材等
中間リスク Intermediate Risk	粘膜に接するもの，易感染患者に使用するもの，体液等，又は病原体に汚染されたもの	消毒	胃内視鏡，呼吸器外回路等
低リスク Low Risk	傷のない正常な皮膚に接するもの	洗浄及び乾燥	手すり，ドアノブ，洗面台，リネン類等
最小リスク Minimal Risk	皮膚に直接触れないもの	洗浄及び乾燥	床，壁，天井等

　対象によって，高リスクから最小リスクまでに分けることができる．皮膚を貫通して直接体内に導入されるものは，高リスクに分類され，滅菌が必要となる．一般に皮膚に直接触れることのない床などは最小リスク，傷のない正常な皮膚に接するトイレの便座や洗面台等は低リスクに分類され，これらについては，滅菌や消毒の必要はなく，洗浄及び乾燥が重要となる．リスク別区分とは，誰に使用したものだから，どこに使用したものだから滅菌・消毒・洗浄するのではなく，次にどこに使用するものであるか(対象や目的)によって区分する．

> **MEMO　感染予防対策のポイント**
> - 院内すべて一律ではない．
> - 感染リスクを把握して，適切な対応をとる．
> - 低リスクと最小リスクも区別する．
> - 低リスクと最小リスクは見た目にきれいで清浄され乾燥していれば問題はない．

MEMO 洗浄及び乾燥していて清潔とは

- 「ほこり」が溜まっていない．
- 汚れのこびりつきがない．
- 結露していない．
- カビ等が発生していない．
- 床に物が置かれていない．
- 清掃ができていて，乾燥している．
- 見た目にきれい．整理整頓されている．

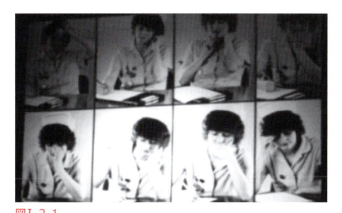

図I-2-1
医療従事中は，首から上に手を挙げない．英国ICNA教育資料より
（ICHG研究会）

3 標準予防策の考え方

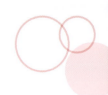

　標準予防策（Universal Precautions）が提唱された1985年は，HIV感染症は，死に至る疾患でありHBV・HCV感染症（HCV感染症は当時は非A・B感染症）は完治できない疾患であった．しかし2018年現在，HIV感染症は，1996年を境に薬剤投与により劇的に予後が改善し薬剤も1日1錠となっている．HIV感染者は，抗HIV薬を飲み続けている限りウイルス量は抑えられ，非感染者との予後の差もなくなり慢性疾患の考え方に変化した．HBV感染症は，予防接種が定期接種になり，感染者の減少が見込まれる．HCV感染症は，薬剤により治癒するようになった．したがって命の問題は回避できたが，治療費の問題は国民医療費に重くのしかかっている．標準予防策は，国際的にも基本対策として大切であることには変わりがない．本対策は，目視できる血液・体液・排泄物等を対象としているため，判断が容易であり広くこの概念は浸透している．（表I-3-1）

MEMO　標準予防策の国際定義

　すべての患者の，目視できる，濡れている（湿性の）血液・体液・排泄物等は，病原体が未同定であり，感染の可能性のあるものとして取り扱う．
　汗，涙は，通常除くが，血液・体液等が混入しているものは，血液・体液等として取り扱う．
　急性型病床群から在宅医療まで適応する．これにより，診断にはかかわりなく，すべての患者に一定のケアができる利点がある．

表I-3-1　標準予防策の対象とするもの

- すべての患者の目視できる湿性の血液・体液・排泄物等
- 血液（血液が混入している体液は血液として取り扱う．）
- 排泄物（嘔吐物も含む．）
- 体液（羊水，心嚢液，腹水，胸水，関節滑液，精液，腟分泌液，耳鼻分泌液，創，創からの滲出液等）
- 病理組織（胎盤，手術摘出物，抜去歯等）

　標準予防策の目的は，以下に示すとおり，患者間の交差感染に配慮している．
　1996年アメリカ合衆国CDC（Center for Disease Control and Prevention　アメリカ疾病予防対策センター）が出した病院隔離ガイドラインのスタンダードプレコーション（Standard Precautions）は，医療従事者の保護だけに留まり交差感染に配慮していないことからEU諸国ではもちろんであるが，アメリカ合衆国の病院においても現在使用されていない．

> **MEMO　標準予防策の目的**
> 1. 主に医療従事者の手指を介して起こる患者間の交差感染を予防する．
> 2. 患者が保有している可能性のある未同定の病原体から医療従事者を保護する．

　標準予防策の国際定義は，「すべての患者の，目視できる，濡れている血液・体液・排泄物等は，病原体が未同定であり，感染の可能性のあるものとして取り扱う．」である．したがって，目視できる，濡れている血液・体液・排泄物等に触れるとき，飛散するとき，飛散が考えられるとき，湿潤したものに触れるときは，適切な防御具を使用する．適切な防御具とは，水分を透過させない防御具である．「must」　標準予防策の多くは，「should」で，必要かどうかは，自分自身で状況を判断して決める．ダブルスタンダードを容認するものではない．手が濡れたら直ちに手洗い，洗った手を十分に乾燥させる．「must」
　注：「must」「should」等については13頁のコラム参照

> **MEMO　標準予防策における具体的対策**
> 1. 手指は頻繁に良く洗い，血液・体液・排泄物等に触れたら直ちに洗う．
> 2. 湿った血液・体液・排泄物，粘膜・損傷皮膚等に触れる場合にはプラスチック手袋を使用する．
> 3. 血液・体液・排泄物等で衣服が汚染される可能性がある場合は，ディスポーザブルのプラスチックエプロンを使用する．
> 4. 血液・体液・排泄物等が床にこぼれたとき，プラスチック手袋，プラスチックエプロンを着用し，次亜塩素酸ナトリウム液等で処理をする．
> 5. 医療機関において感染性廃棄物を取り扱うとき，バイオハザードマーク等を使用し，分別・保管・運搬・処理を行う．
> 6. 医療機関において針等の鋭利物を使用したとき，リキャップせず，針を使用した本人が耐貫通性容器に直接廃棄する．（針刺し切創事故防止対策）
> 注意：プラスチックエプロンは，水分を透過させないため，木綿のガウンよりも防御効果は高い．血液・体液・排泄物等が飛散する可能性があるときは，眼や口腔及び鼻粘膜を保護するため，サージカルマスク・ゴーグル，又はフェイスシールド付マスク等を使用する．ただし本当に必要なときのみ使用する．

4 感染経路別隔離予防対策の考え方

　従来，感染症の予防は疾患特異的に行ってきた．疾患特異的に感染予防対策を行うと，その疾患だけにしか対応できない．その他の疾患が無視されてしまうという不合理性が生じる．ほとんどの感染症は，感染経路がある程度特定されているので，感染経路を整理して，感染経路別に予防対策を講じるほうが合理的である．

　感染経路は，表I-4-1のごとく，空気感染（飛沫核感染），飛沫感染，接触感染に大きく分けられる．この他に，動物が媒介する感染症（マラリア，日本脳炎等），食中毒等の感染症が存在する．

表I-4-1　感染経路別隔離予防対策

感染の種類		感染媒体	主な疾患	主な対策
空気感染（飛沫核感染） Airborne transmission		病原体を含む蒸発物の小粒子残留物（5μm以下の粒子） 空気の流れにより拡散する．	結核，麻しん，水痘	● 特別な空気の処理 ● 換気が必要（陰圧）個室使用 ● 麻疹・水痘に関しては同時に飛沫・接触感染対策を実施
飛沫感染 Droplet transmission		病原体を含む飛沫が短い距離（1m以下）を飛ぶ．飛沫（5μm以上の粒子）は床に落ちる．	髄膜炎，肺炎，百日咳，ウイルス感染症（アデノウイルス，インフルエンザ，流行性耳下腺炎，風疹）	● 手洗いとプラスチック手袋，プラスチックエプロン（サージカルマスク・ゴーグル）の使用 ● 実際に飛沫を直接浴びることは稀で，多くは接触感染で伝播するため，同時に接触感染対策を実施
接触感染	直接接触感染 Direct-contact transmission	直接接触して伝播する．皮膚同士の接触，患者ケア時	● 消化器，呼吸器，皮膚あるいは創の感染症，又は定着及び保菌（MRSA，VRE，大腸菌O157）等 ● 伝染性が高い皮膚疾患，ウイルス性出血性感染症等	● 手洗いとプラスチック手袋，プラスチックエプロン（サージカルマスク・ゴーグル）の使用 ● 人の手が触れる場所の清掃（場合によっては清拭消毒）
	間接接触感染 Indirect-contact transmission	間接的に感染源が何かを介して伝播する．患者ごとに交換されない手袋等，共通して人の手が触れる場所		
一般担体感染 Common vehicle transmission		汚染された食品，水，薬剤，装置，器具等	● 食中毒 ● 器具などからの感染	● 担体の洗浄及び乾燥 ● 消毒・滅菌の実施 ● 食品における調理法
病原体媒介生物による感染 Vector-borne transmission		蚊，ハエ，ネズミ，その他の害虫動物等	● マラリア，黄熱病，日本脳炎，発疹チフス，レプトスピラ症，フィラリア症 等	● 昆虫・ネズミ対策 ● 清掃

　注意しなければならないのは，飛沫・接触感染する疾患であっても特殊条件を付加すると空気感染するかもしれないが，この表は院内で疾患ごとの隔離方策を論じたものである．

空気感染と飛沫感染を混同しないこと，複数の感染経路を持つ疾患もあること，一次感染経路と二次感染経路が異なる疾患もあることを理解する．

空気感染と飛沫感染は，一見良く似ている．例えば，患者が大きな咳をするところまでは同一である．咳をすると，空気中に飛沫が飛び散る．飛沫は，空気によって周りの水分が蒸発して飛沫核となる．その飛沫核の大きさが5μmを境に，小さいものを空気感染，大きいものを飛沫感染に分ける．

●空気感染と飛沫感染を区別するポイント

空気感染：飛沫核の大きさ5μm以下：落下速度が極めて遅いため長時間空気に漂う．乾燥しても直ぐに死滅しない病原体を含んでいる．結核菌は小さいので肺胞まで直接吸入される．結核菌は肺胞内のマクロファージに貪食されても死なないで生き続ける．

飛沫感染：飛沫の大きさ5μm以上：空気より重いので1m程度の範囲に落下する．肺胞まで到達しないが，口腔，咽頭等の粘膜に付着し生息・増殖できる．

MEMO　空気感染と飛沫感染の違いを理解する．

●空気感染（飛沫核感染）

飛沫核の大きさ：5μm以下

落下速度が極めて遅いため，長時間空気中に漂う．

乾燥に強い微生物，粒子が小さいので肺まで吸入される．

●飛沫感染

水分を含む飛沫の大きさ：5μm以上

重さが空気より重く，1m程度の範囲に緩やかに落下する．口腔・気道で生息できる病原体．粒子が大きいので肺胞まで到達しない．（飛沫の大きさが小さいエアゾール感染も飛沫感染である．）

麻疹・水痘は空気感染に分類されているが，感染予防対策は同時に飛沫・接触感染予防対策を実施する．これは，免疫がない場合は，直接接触していなくても感染することから感染力が強いとされているからである．感染者と同室にした場合，直接接触がない場合でも，ドアノブ・手すり・エレベーターのボタン・トイレ等は共用していることから接触感染も濃厚に疑われるため，結核と異なり，飛沫・接触感染予防対策を同時に行う．

　飛沫感染予防対策を実施する疾患は，接触感染予防対策を同時に行う．インフルエンザや，重症急性呼吸器症候群（SARS：Severe Acute Respiratory Syndrome）等の呼吸器感染症は，気道疾患で，感染経路は，飛沫感染に分類される．しかし，実際の対策の9割以上が接触感染予防対策を行う必要がある．理由は以下のとおりである．確かに咳をして飛沫が飛び，飛沫は1m以内に落下する．しかし，患者は咳の瞬間自分の利き手を口に持って行き，自分の手に気道粘液を大量に付着させてしまう．その手でどこかに無意識に触れ，トイレに行き，ドアノブ，水道のカラン等あちこちに触れる．院内や飛行機の機内，公共施設等では，触れたところをその都度，清拭や消毒をすることはできない．最も良い的確な対策はと考えると，手洗いをするという基本行為が空気感染・飛沫感染する疾患も含め，感染予防対策上最も有効となる．

MEMO　どうして結核は，空気感染なのか？　飛沫では感染しないのか．

　結核菌は，細胞表面にWAX（ロウ様物質）を持つので，乾燥に強く，空気中に放出されたときは1〜4個ぐらいにばらけて飛散し，5μm以下の飛沫核となり，肺胞まで吸入される．肺胞では，常在細菌叢が存在しない．マクロファージに貪食されるが，死なずに生息する．免疫がなければ，結核菌は分裂速度が遅いので（14〜16時間），2カ月〜6カ月かけて発病する．仮に，結核排菌患者の飛沫を直接浴びてしまった場合は，口腔内に結核菌が付着しても，口腔内には常在細菌叢が存在し血清成分等がなく，結核菌に適した栄養環境ではないため，結核菌は生息できない．結核菌は分裂速度も遅く，ブドウ球菌等に淘汰されてしまう．飛沫を直接浴びても，粒子が大きいため肺胞まで到達することはないので，結核は飛沫では感染しない．

　結核の予防対策：飛沫核の発生を防止する．患者が咳をするときは，サージカルマスクをしてもらう．すべてのヒトが飛沫核の吸入をしないように微粒子マスク（N95マスク等）を着用する．また，患者の居室の換気を十分に行うことも重要である．

MEMO 標準予防策と接触感染予防対策

	患者の範囲	対象
標準予防策	疾患には関りなく，すべての患者	目視できる湿性の血液・体液・排泄物等
接触感染予防対策	特定の病原体を想定	目視できない病原体

飛沫感染予防対策は，同時に接触感染予防対策を実施する．

COLUMN mustとshould等

"shall"	「する必要がある．」 立法化された必要条件あるいは国家規格（例えばカナダ規格協会CSA）では義務的な必要条件に基づくことを示す．法令等に基づく．
"must"	「ねばならない．」 ベスト・プラクティス（医学文献の現在の推薦に基づいた最低基準）を示す．法令ではないが，必ず守る最低基準
"should"	「すべきだ．」 推奨，あるいは助言されるが義務的でないものを示す．状況に応じ，自分自身の意思で決める．
"may"	「だろう．」 諮問かオプションのステートメントを示す．レアケースは追わない．

（http://www.publichealthontario.ca/en/eRepository/EVD_IPAC_Guidance.pdf より）

「標準予防策」はすべての患者・疾患に対して基本的な対策で，共通してすべての医療行為・生活支援行為・清掃行為に実施する．

インフルエンザ・ノロウイルス感染症・薬剤耐性菌感染症等の病原体は，目視できないため，合わせて「接触感染予防対策」を実施する．これらの疾患等は，「標準予防策」だけでは不十分である．

5 細菌の時限爆弾

黄色ブドウ球菌や緑膿菌等の一般的な細菌は，生息条件（栄養・炭酸ガス・水分・温度等）が良い場合，平均30分に1回程度2分裂を繰り返す．(**表I-5-1**) この場合，27回分裂を繰り返すと，13時間30分後には理論上1億を超えてしまう．(**表I-5-2**)

表I-5-1　細菌とウイルスの増殖

細菌：
　栄養（水分・養分・温度・炭酸ガス等）があればどこでも増殖できる．
　自ら2分裂することにより増殖する．
　数値的には最初ゆっくり，時間とともに急速に増殖する．
　消毒は，湿熱消毒か有効な消毒剤を使用する．
ウイルス：
　生体細胞に寄生して増殖，生体細胞内で一気に増殖する．
　消毒・不活化は，寄生している生体細胞を壊せばよい．
　60℃以上の湿熱で生体細胞を壊す．血液の場合は大量の水で洗う．
　環境に出たウイルスは，急速に数を減らす．

表I-5-2　細菌の時限爆弾：2分裂による増殖

時間	回数	個数	時間	回数	個数
0分	0回	1個	7時間30分	15回	32,768個
30分	1回	2個	8時間00分	16回	65,536個
1時間00分	2回	4個	8時間30分	17回	131,072個
1時間30分	3回	8個	9時間00分	18回	262,144個
2時間00分	4回	16個	9時間30分	19回	524,288個
2時間30分	5回	32個	10時間00分	20回	1,048,576個
3時間00分	6回	64個	10時間30分	21回	2,097,152個
3時間30分	7回	128個	11時間00分	22回	4,194,304個
4時間00分	8回	256個	11時間30分	23回	8,388,608個
4時間30分	9回	512個	12時間00分	24回	16,777,216個
5時間00分	10回	1,024個	12時間30分	25回	33,554,432個
5時間30分	11回	2,048個	13時間00分	26回	67,108,864個
6時間00分	12回	4,096個	13時間30分	27回	134,217,728個
6時間30分	13回	8,192個	14時間00分	28回	268,435,456個
7時間00分	14回	16,384個			

細菌の時限爆弾を爆発させないために代表的な例を以下に示す．

(1) 輸液調製後の使用期限

単一薬剤は，使用期限まで使用可能である．スタッフステーション等で調製する際は追加する薬剤は3剤までとする．それぞれの条件で混注された輸液の使用期限の目安は**表I-5-3**のとおりである．

我が国においては，輸液の調製・管理が問題となる死亡事故が散見される．室内の空気中には乾燥に強い細菌やカビの胞子等が含んでいることを認識し，無菌操作の重要性と「ほこり」をたてない作業（清掃の徹底やカーテンを激しく動かさないなど）が必要である．CVカテーテル用輸液調製・持続点滴用輸液調製と抗がん剤の調製には薬剤部等にそれぞれクリー

表I-5-3 混注された輸液の使用期限の目安

調製場所	調製室の空調とクリーンベンチ	防御具等	使用期限の目安（使用終了時間）
スタッフステーション	通常空調	サージカルマスク 必要に応じ未滅菌手袋	調製後2時間以内に使い切る．
スタッフステーション内の個室	通常空調 クリーンベンチ （簡易型可）	サージカルマスク プラスチックエプロン 必要に応じ未滅菌手袋	調製後24時間以内に使い切る．
薬剤部等の製剤室	クリーンルーム クリーンベンチ	無埃ガウン サージカルマスク キャップ 滅菌済み手袋	調製後48時間以内に使い切る． （又は冷所保存で7日間以内に使い切る．）

投与時の注意
・脂質を含む輸液製剤の場合は24時間以内に終了する．
・脂肪乳剤単体輸液の場合は12時間以内に終了する．
・血液・血液製剤の場合は4時間以内に終了する．

ンベンチ並びに安全キャビネット等の設備が必要である．輸液の無菌調製手順が必要な場合とスタッフステーション等で調製可能な場合の区別を理由も含めて明確化する必要がある．

(2) おしぼりの管理

「おしぼり」や「タオル」といったものは，日常生活では「滅菌」や「消毒」を行わなくても，洗濯後良く乾燥したものを使用している限り問題は起きない．

しかし，「湿潤しているおしぼり」の納品を受けたり，前日に「おしぼり」を湿潤させ清拭車等に保管し，当日温度が75℃まで上昇しきれない状態で使用すると，「おしぼり」自体にセレウス菌（*Bacillus cereus*）等が大増殖している可能性が高いので注意が必要である．

このような場合でも，「おしぼり」を生活支援行為にだけ使用している分には問題は起きない．つまり生活支援物品の「おしぼり」は，健常な皮膚の清拭だけに使用していることが必要である．

対策としては，医療行為と生活支援行為を別作業で行うこと．（同時に行わないこと．）

「おしぼり」に触れた湿潤している手指で引き続き医療行為を行う場合は，改めて手指消毒ではなく手洗いを必ず行い，手を十分に乾燥させてから医療行為を行う．医療行為に相当する創傷やドレッシング材の周りは，滅菌済みガーゼ等を用いることが必要である．

MEMO　おしぼり・湿式清拭タオルの留意点

- 75℃以上の温度を確認する．（実際に温度計を使用して測定する．）
- 一般的におしぼり・湿式清拭タオルは加温時間・温度に注意をはらう．
- 温度低下して湿潤しているものは，細菌の供給源となる．
- 加温冷却を繰り返すと，セレウス菌等が大増殖する．
- おしぼりを触った手指は細菌学的に汚染された状態である．
  - 医療行為の前には必ず手を洗い，手を十分に乾燥させてから処置を行うこと．
  - 院内での交差感染の原因のほとんどは，医療従事者の手指である．

6 環境の管理と結露・「ほこり」対策

（1）結露とカビ

　結露は，水分多量（浴室・洗面台付近等），温度差（窓ガラス・サッシ等）と空気の流れがない場合に発生する．結露すると，カビが発生する．カビが発生するとカビの胞子が飛び交い，人体にも悪影響が出ると同時に，新たなカビの発生につながる．

　病院の空調は，窓を閉めて運用するように設計されているため，窓を開けると空調が乱れ結露したり臭いがしたりする．

　浴室は，廊下側の空気が流入するところを広く取り，窓を閉めて換気扇を運転する．浴室天井に 1/100 の勾配を付けておくと天井には結露やカビの発生を防げる．洗面台は水撥ねしないように手洗い・器具類の洗浄ができるように練習（トレーニング）し，水分をふき取り乾燥させる．

　窓や窓枠が結露する場合は，空調が問題なので，空気を流す処置を施す．

（2）「ほこり」の管理と無菌操作

　クリーンルームとは，「ほこり」のない部屋である．「ほこり」には，乾燥に強い細菌類・カビの胞子等様々な病原体が付着して，空気中を飛び回っている．「ほこり」は，ヒトの動きによって体・衣服から発生する．また，カーテンや寝具等からも発生する．

　「ほこり」は濡れたものには直ぐに付着する．乾燥したものには付着しにくい．

　「ほこり」を発生させないためには，衣服・寝具は，ポリエステル50％以上の製品を使用すると極端に「ほこり」の発生は抑制できる．現に，院内のユニフォームの多くは綿100％からポリエステル100％の素材（又は混紡）に変化している．院内では，看護師着用のカーディガン，寝具，カーテン，手術室のユニフォーム等も早急のポリエステル化が必要である．クリーンルームに入室の際は，滅菌済み防塵衣を着用する．また，髪の毛が落ちないようにキャップを着用する．

　無菌操作においては，注射針も乾いた状態では，問題ないが，バイアル瓶等に穿刺して引き出すとその時点で，「ほこり」が付着する．同様にセッシも消毒剤等で濡れると「ほこり」が付着する．患者側もドレッシング材を剥がすと「ほこり」が付着する．したがって，無菌操作を行うときは，「ほこり」のない部屋で行うことが絶対条件になる．カーテンがなく，

空調機の風が直接あたらない，人の出入がない処置室で行う．

滅菌済み物品の保管庫は，「ほこり」を抑制するため地上30cm以上にあるガラス戸付きの棚と決められている．

> **MEMO　病室での軽微な無菌操作，例えばドレッシング材交換時等**
> - たとえ軽微な無菌操作であっても以下のことを遵守する．
>   - 清掃が終わってから30分以上経過していることを確認する．
>   - カーテンを激しく動かさない．
>   - 滅菌物はその場で使用直前に開封する．

（3）安全キャビネットとクリーンベンチ

図I-6-1の2つの装置は「似て非なるもの」である．使い方を誤ると生命にかかわることもあるので，違いを理解して使用する必要がある．

「安全キャビネット」は，バイオハザードやケミカルハザードに対して使用される．そのため，操作台の上からHEPAフィルター（High Efficiency Particulate Air Filter）で濾過された空気が流れ，この空気の流れは操作窓からは出ずに，下方から吸い込まれ，再びHEPAフィルターを通して廃棄される．危険な有害物質（感染性物質や抗がん剤等の有害化学物質）が，キャビネット内から出ないようにし，キャビネット内で安全に操作を行えるようにしたものである．

「クリーンベンチ」は，ベンチ内が清潔な空気で満たされ，細胞の培養や，高カロリー輸液の無菌操作を行うために使用するもので，HEPAフィルターで濾過された空気が作業台の上から流れ，そのまま作業窓から外へ廃棄される．

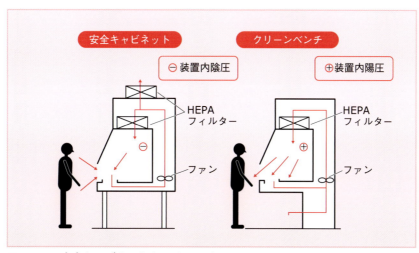

図I-6-1　安全キャビネットとクリーンベンチ

> **COLUMN**
>
> ### 内因性感染症と外因性感染症
>
> 　感染症とは，病原体が宿主の体内に侵入して，発育・増殖し，感染症（発赤・発熱・疼痛・咳等）が発症することをいう．定着は含まない．定着とは，病原体は存在するが感染症状を呈していない状態をいう．
>
> ● 内因性感染症（Endogenous Infection）
> 　自己の持っている病原体（腸内常在細菌等）による感染症を内因性感染症という．防御機構の破綻に伴って生じる．
>
> ● 外因性感染症（Exogenous Infection）
> 　病原体が体外から侵入し，感染した場合を外因性感染症という．宿主（ホスト）と病原体との力関係で，宿主が負けたときに感染症が成立する．

II 滅菌・消毒・洗浄の基本

　滅菌・消毒・洗浄及び乾燥という言葉の意味を正しく理解することが必要である．滅菌・消毒・洗浄及び乾燥を行う際，基本的事項を理解し，正しい方法を把握することは必須である．また，それぞれの滅菌法・消毒法及び消毒剤・洗浄及び乾燥方法を知ることにより，より有効的に対策を講じることができる．

　ここでは臨床現場で滅菌・消毒・洗浄及び乾燥を行うのに先立って基本的事項について述べる．

1 滅菌・消毒・洗浄の定義

滅菌・消毒・洗浄及び乾燥には定義がある．（**表Ⅱ-1-1**）感染予防のためには，感染リスクの程度，対象物に応じて，滅菌が必要なのか，消毒が必要なのか，あるいは洗浄及び乾燥でよいのか，効果，安全性，経済性等も含めて考えなければならない．（**表Ⅱ-1-2**）

表Ⅱ-1-1　滅菌・消毒・洗浄及び乾燥の定義

滅菌	すべての微生物を物理的，化学的手段を用いて殺滅させるか，完全に除去し無菌状態をつくること．
消毒	人体に有害な微生物の感染性を物理的，化学的手段を用いてなくすか菌量を少なくすること．
洗浄	水と洗剤等を用い，目視できる汚染を洗い落とすこと．
乾燥	熱を加えるか拭き取るなどして対象物から水分を除去し乾いた状態にすること．

表Ⅱ-1-2　必要レベルと微生物除去方法

必要レベル	物理的方法	化学的方法
滅菌	加圧法・ろ過法	照射法・ガス法
消毒	温湯・熱湯等	消毒剤

> **MEMO** 消毒剤による消毒は，濃度・温度・時間の3要素に依存する．
>
>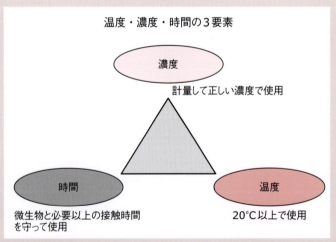
>
> - 薄すぎると効果は期待できない．
> - 濃すぎると効果は高まるが，人体への影響や経済面，環境汚染の懸念も高まる．
> - 20℃以上で使用する．温度が高い方が処理時間は短い．
> - 一般に20℃以下で使用すると消毒効果は期待できない．

MEMO 日本薬局方 通則（抜粋）

通則9	日本薬局方における主な単位については，次の記号を用いる．（一部抜粋）		
マイクロメートル	μm	質量百分率	%
ピーエイチ	pH	体積百分率	vol%
リットル	L	質量対容量百分率	w/v%
ミリリットル	mL	質量百万分率	ppm
マイクロリットル	μL	体積百万分率	vol ppm

％＝試料100g中に含まれるその物質のg数（w/w％）
vol％＝試料100mL中に含まれる物質のmL数（v/v％）
w/v％＝試料100mL中に含まれる物質のg数
医薬品の注射液等は，便宜上体積百分率を使用する．

通則16	試験又は貯蔵に用いる温度は，原則として，具体的な数値を記載する．ただし，以下の記述を用いることができる．		
標準温度	20℃	冷水	10℃以下
常温	15〜25℃	微温湯	30〜40℃
室温	1〜30℃	温湯	60〜70℃
微温	30〜40℃	熱湯	約100℃
冷所	別に規定するもののほか1〜15℃		

加熱した溶媒又は熱溶媒	その溶媒の沸点付近の温度に熱したもの
加温した溶媒又は温溶媒	60〜70℃に熱したもの
水浴上又は水浴中で加熱	別に規定するもののほか，沸騰している水浴又は，約100℃の蒸気浴を用いて加熱
冷浸	15〜25℃
温浸	35〜45℃

- 化学反応を伴う試験は，標準温度20℃で行う． 例：消毒剤の殺菌効果
- 貯法で室温との記載は，1〜30℃で保管する．
- 微温湯で手を洗うとは，30〜40℃の水で手を洗うことをいう．

日本薬局方とは
医薬品の品質を適正に確保するために必要な規格・基準及び標準的試験法等を示す公的な規範書
日本薬局方の作成方針「5本の柱」
1. 保健医療上重要な医薬品の全面的収載
2. 最新の学問・技術の積極的導入による質的向上
3. 国際化の推進
4. 必要に応じた速やかな部分改正及び行政によるその円滑な運用
5. 日本薬局方改正過程における透明性の確保及び日本薬局方の普及

2 滅菌

滅菌とはすべての微生物を完全に除去し，無菌状態を作ることであるが，この概念は確率的なものである．そのため，滅菌保証レベルを設定し，これを達成した状態を滅菌と定義している．一般的にはこのレベルとして，10^{-6}つまり，1個の微生物が生き残る確率が1/1,000,000以下であることが基準である．

（1）滅菌する際の基本的条件

1）温度・湿度・圧力と滅菌剤（蒸気，ガス等を含む）の濃度が微生物に致死的に働くように設定されていること．
2）汚れ等のバイオバーデンは滅菌工程を不十分にするので，滅菌前に十分な洗浄がされていること．
3）滅菌される表面が，十分な滅菌条件を維持されていること．

> **MEMO　バイオバーデンとは**
> バイオバーデンとは，日本薬局方においては，被滅菌物に生存する微生物群と定義される．主として，細菌，真菌の数とそれらの菌種を総称したもの．

（2）滅菌工程のモニタリング

それぞれの工程が適切に行われたかの検証のため，幾つかのモニタリングを実施する．滅菌物の品質管理，品質保証のために，以下のようなモニタリングやインジケーターの使用と記録が適切な条件で実施される必要がある．

1）管理工程のモニタリング

適切な作業を行うための手順書を定め，定期的に検討し，更新する．

2) 物理的モニタリング

各滅菌器についているレコーダーにより，温度，圧力，時間等の記録を残す．通常は自動記録装置が使用される．

3) 生物学的インジケーター（BI：Biological Indicator）

BIとは，あらゆる滅菌法に対して強い抵抗性を示す微生物の芽胞を用いてつくられた指標体であり，当該滅菌法の滅菌条件の決定及び滅菌工程の管理に使用される．

> **MEMO　リコール**
>
> 生物学的インジケーターは，ゲオバチルス属やバチルス属の細菌を培養して生息がないことを確認する．理想は，滅菌器ごとに毎回であるが，滅菌状況記録が紙かIC（電子記録）データとして監視でき，同時に保存されていれば大きな問題は発生しないと考えられる．合理的に考える必要がある．
>
> いずれにせよ不備があったときの，リコール体制の確保が必要である．

4) 化学的インジケーター（CI：Chemical Indicator）

CIとは，熱，ガス，又は放射線等の作用により化学的又は物理的に変化する指標体である．指標体の形状としてはそれを塗布又は印刷した紙片等がある．滅菌方法に応じて変化する原理が異なるため，使用する滅菌方法に合ったCIを選ぶ必要がある．CIは，使用用途に基づいて6クラスに分類される．（表Ⅱ-2-1）

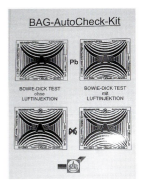

図Ⅱ-2-1　化学的インジケーター

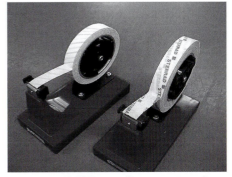

図Ⅱ-2-2　化学的インジケーターテープ
左：高圧蒸気滅菌器に用いる化学的インジケーター
右：低温プラズマ滅菌器に用いる化学的インジケーター

表Ⅱ-2-1　ISOの化学的インジケーターの分類

クラス1	プロセス・インジケーター	滅菌工程通過を確認するもの
クラス2	特定試験用インジケーター	真空型高圧蒸気滅菌装置の廃棄能力及び蒸気浸透の試験用インジケーター
クラス3	単一変数インジケーター	重要パラメーターの一つのみに反応するインジケーター
クラス4	複数変数インジケーター	重要パラメーターの二つ又はそれ以上に反応するインジケーター
クラス5	インテグレーティング・インジケーター	すべての重要パラメーターに反応するインジケーター
クラス6	エミュレーティング・インジケーター	規定された滅菌サイクルのすべての重要パラメーターに反応する．クラス5よりさらに精度の高いインジケーター

> **MEMO　国際標準化機構ISO**
>
> ISO：国際標準化機構（International Organization for Standardization）の略称，1947年に設立され，日本工業標準調査会（JISU）も加入している．国際的な単位・用語・設備等の標準化を推進する非政府組織機構．専門委員会の議決に基づき，ISO規格，ISQ推奨規格が設定される．

なお，CIは滅菌工程の一つ又は複数の重要パラメーターの達成を示す指標であるが，滅菌工程や無菌性の保証に用いる指標ではないため，BIの代わりとして用いることはできない．

（3）主な滅菌法

1）高圧蒸気滅菌

適当な温度及び圧力の飽和水蒸気中で加熱することによって，微生物を殺滅する方法をいう．本法は主としてガラス製，磁製，金属製など耐熱性の高い素材のものや，鉱油，脂肪油，固形の医薬品などで，熱に安定なものに用いる．通例，**表Ⅱ-2-2**の条件で滅菌を行う．

表Ⅱ-2-2　高圧蒸気滅菌の条件

115〜118℃	30分間
121〜124℃	15分間
126〜129℃	10分間

2) 乾熱滅菌

乾熱空気中で加熱することによって微生物を殺滅する方法をいう．本法は主としてガラス製，磁製，金属製等耐熱性の高い素材のものや，鉱油，脂肪油，固形の医薬品等で，熱に安定なものに用いる．通例，以下の条件で滅菌を行う．（**表Ⅱ-2-3**）

表Ⅱ-2-3　乾熱滅菌の条件

160〜170℃	120分間
170〜180℃	60分間
180〜190℃	30分間

3) 過酸化水素低温プラズマ滅菌

過酸化水素をプラズマ状態にすることにより発生するラジカルによる酸化反応によって微生物を殺滅する方法である．加熱法と比較して低い温度での滅菌が可能であるが，セルロースを材料として用いた使い捨ての作業衣，メンブランフィルター等の過酸化水素を吸着するような被滅菌物では，滅菌効果が減少するため，適していない．

4) 放射線滅菌

^{60}Co（コバルト60）を線源としたγ（ガンマ）線を被滅菌物に照射することで微生物を殺滅するγ線照射滅菌と，電子線加速器から放出される電子線を照射することで微生物を殺滅する電子線照射滅菌とがある．両法とも室温で滅菌が可能であるため，熱に不安定な物質に適用でき，放射線が透過するため梱包状態での滅菌も可能である．利点として一度に大量に滅菌でき，1個当たりのコストも安価なため，主に製造会社等でディスポーザブル製品の滅菌に用いられる．しかし，比較的少量を滅菌する個別の病院では不経済であるため用いられない．

5) エチレンオキサイド（EO）ガス滅菌

EOガス滅菌は，微生物が持つたん白質，核酸を変性させることにより，微生物を殺滅する方法である．EOガスは，反応性の強いアルキル化剤であるので，EOガスと反応する製品又はEOガスを吸収しやすい製品の滅菌には適さない．EOガスは，毒性が強く大気中に放出されたときの環境に対する負荷も大きいため，EU諸国では個別の病院での使用は禁止されている．また，EOガスによる滅菌後は，エアレーションに数日以上を要するため，頻回の滅菌を要する器具類には不向きである．

6）低温蒸気ホルムアルデヒドガス（LTSF）滅菌

　ホルムアルデヒドと蒸気の混合気体が微生物の細胞壁に吸着し浸透することで微生物を殺滅する滅菌法である．加熱法と比較して低い温度で滅菌が可能であるため，熱によって変質しやすい機材が滅菌対象となる．このLTSF滅菌は，ホルマリン燻蒸とは異なり，飽和蒸気を用いて滅菌レベルが達成でき，滅菌工程後，アルカリとの中和反応により無毒化され，環境に対する負荷もないため，EU諸国では，EOガス滅菌に代わり広く用いられている．

7）超ろ過滅菌

　滅菌用フィルターによって液体又は気体中の微生物を物理的に除去する方法である．したがって，熱，放射線に対して不安定な被滅菌物にも適用できる．なお，ここに記載したろ過による被滅菌物は，0.2μmメンブランフィルターで除去できる微生物であり，細菌の中でもマイコプラズマやレプトスピラ，又はウイルスは対象としない．

> **COLUMN**
>
> ### 紫外線照射に関して
>
> 　紫外線照射に使われる殺菌灯は，通例254nm付近の波長を持つ紫外線を照射することによって微生物を殺滅する方法をいう．点灯中，紫色に殺菌灯が見えるのは，436nm付近(青紫色)，546nm付近(緑色)，その他若干の可視放射を伴うためで，本来の紫外線放射は目に見えない．紫外線照射には比較的平滑な物品表面，施設，設備又は水，空気などで，紫外線照射に耐え得るものに用いる．化学的消毒法で見られる耐性菌出現の心配もなく，細菌，真菌及びウイルスに対して殺菌効果を示すが，人体に対して直接照射すると眼や皮膚に障害を受けるので注意が必要である．殺菌効果は，一般細菌(栄養型)や酵母に対して認められるが，芽胞形成菌やカビに対しては殺菌効果が不確実であり，一部生存しているおそれがある．
>
> 　一方，紫外線は浸透力が強くないため，その照射表面だけしか殺菌効果がなく，照射の死角となる影の部分までは殺菌作用が及ばない．また，紫外線を照射する環境条件(温度，湿度など)や消毒対象物に合った適切な照射条件(照度，照射距離，照射線量，照射方向及び照射時間など)を予備試験に基づいて設定が必要となる．クリーンベンチや安全キャビネット内での使用後の照射のように，すでに使用環境が固定されているものはよいが病室等への利用は，各病室の広さや形状は様々あり設定が困難であり，影の部分も多く確実性に乏しい．簡易な面ばかりが強調されていて販売されている製品もあり注意を要する．
>
> 　また殺菌灯が点灯時間に従って殺菌線出力は減退していき，殺菌力も減退する．殺菌灯は定格出力の寿命が定められておりその時間を守ることが重要となる．ただ，殺菌灯は寿命が過ぎても点灯はしているため，まだ効果があると勘違いして使ってしまうこともあり，厳密な使用時間の管理が必要となる．
>
> 　そもそも，低リスクや最小リスクは乾燥していて見た目に清浄され清潔であれば問題はないという基本を理解することが大切である．

> **MEMO** **紫外線照射基本条件**
> - 紫外線ランプの有効寿命は，3,000時間程度とされている．3,000時間を経過したらランプを交換する．
> - 30cm以内の近照射は，効果が期待できる．
> - 十分な照射時間が必要であるが照射機材の性能による．
> - 殺菌効果は，距離の2乗に反比例して減弱する．
> - 波長によっては反射することなく，影の部分は効果がない．
> - 表面が汚染されているものは，紫外線が透過せず効果が期待できない．
> - 照射には，人体に安全な処置が必要である．(ヒトの目や皮膚に直接照射されないようにする．)

3 消毒

(1) 熱による消毒

　ほとんどの病原性微生物は65℃かそれ以上の湿った熱にさらされると死んでしまう．熱による消毒は，人体を対象とする場合を除く消毒の第一選択方法して考えられている．その利点は，消毒を行う際に「温度，時間，十分に洗浄され清潔であること」にさえ注意すればよく，適切な条件下で行えば，多種多様な微生物を殺すことができるという点にある．化学的消毒と比較したとき，環境に対する影響や経済性の面からみて，熱に耐えられる場合は熱（温湯・熱湯）による消毒を選択する．例えば，我が国におけるリネンの消毒については，80℃，10分間と基準が定められている．

表Ⅱ-3-1　熱による消毒のメリットとデメリット

メリット	デメリット
効果が確実である． 安価である． 比較的簡単に処理できる． 対象物に薬剤が残存しない． 環境にやさしい．	熱傷の危険がある． 熱に弱い物品には使用できない．

MEMO 微生物類を温湯・熱湯により消毒する場合のイギリスのガイドライン（器具表面）

90℃	1秒以上
80℃	1分以上
70℃	2分以上
65℃	10分以上

　ウォッシャーディスインフェクターは，強力水流による洗浄プラス温湯・熱湯消毒である．たん白質が熱変性を起こさない程度の微温湯を強力水流で噴射し洗浄，さらに高温で洗浄することで微生物の希釈・除去が期待できる．高温であるため，温湯の界面活性作用により洗浄効果が高い．これらの器材は空気の状態と温湯の状態が交互に繰り返されているため，80℃10分間が達成できない場合は，消毒レベル以下で，洗浄レベルと理解する．

対象物は熱に耐性のあるほとんどすべての金属類，ゴム製品の大部分，ガラス器具，プラスチック製品である．小さいものや軽いものは傷ついたり故障等の原因になりやすいので注意する．

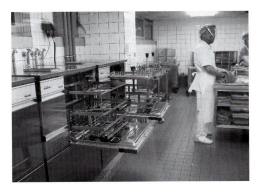

図Ⅱ-3-1　ウォッシャーディスインフェクター

> **MEMO　ウォッシャーディスインフェクターの利点**
>
> - 洗浄効果が確実（消毒に限りなく近づく）．
> - 低残留性である．
> - 取扱者への毒性がない．
> - 環境負荷が小さい．
> - ランニングコストが安い．

> **MEMO　食中毒防止のための食品の加熱**
>
> 　一般的に「食中毒防止のために85℃1分の加熱をする．」と表現する文書や口述があるが，これは誤りである．
>
> 　鋼製小物や，容器等は，表面に汚染があり，表面温度と表面洗浄で汚染は除去できる．しかし食品は，食品内部にも食中毒病原体は存在し，冷凍食品もあり，なかなか内部まで熱が伝わらない．鶏卵が内部まで凝固するためには，おおよそ100℃で10分間を必要とする．
>
> 　食品の場合は，内部温度を測定し基準に達しているかの確証が必要になる．
>
> 　具体的には，測定する食品を保温トレイに置き，キャリブレーション（校正）を行ったプローブ付きの温度計を，2個以上の食品内部に差し込み，1分間測定し，2個の平均値温度を温度記録表に記載する．この温度が85℃であれば申し分ないが，実際にはたんぱく質が完全に凝固する温度で差し支えない．（チキンナゲットは，記録温度が74℃程度で問題はない．）スープ類で10分間以上煮込むものは温度測定の必要はない．
>
> 　（温度チェックの方法はp82を参照）

(2) 消毒剤による消毒

　医療現場において，滅菌・消毒・洗浄及び乾燥は，重要な業務である．しかし，現状では，必ずしも適正に選択・使用されているとは限らない．

　生体や一部の器具類は温湯・熱湯による物理的消毒が適さないため，消毒剤を使用するしかない．消毒剤に対する正しい基礎知識と適正使用こそが，院内感染予防対策を行う上で不可欠である．以下に原則と注意点を述べる．

1）消毒剤使用時の基本的原則

　我が国において使用できる消毒剤は大きく8つに大別できる．それぞれの化学的特性を正しく理解して使用することが重要である．

　消毒剤を適正に使用するためには，必要とされる状況に応じて，その化学反応を円滑に進める必要がある．誤った使用法では効果は期待できないし，副作用や器具の損傷の原因となる．消毒剤は以下の注意点を守って使用する．

> **MEMO　消毒剤の有効使用**
> - 目的とする微生物に効力のある消毒剤を選択する．
> - 求められている消毒のレベルに合致している消毒剤を選択する．
> - 消毒する対象物に応じ，消毒剤を選択する．
> - 適正な濃度・時間・温度を守る．
> - 正しい消毒の技法（手洗い，手術野への塗布方法，創傷部位の消毒等）を習得する．
> - 有機物（血液・体液・排泄物等）を除去後，消毒剤を使用する．
> - 洗剤等（陰イオン界面活性剤）を除去後，消毒剤を使用する．
> - pHによって，抗微生物効果に影響を受けるものがある．
> - ベンザルコニウム塩化物・ベンゼドニウム塩化物・クロルヘキシジングルコン酸塩は，綿・ゴム等の多孔性の素材に吸着され，濃度が低下するので注意する．

> **MEMO　消毒剤の安全使用**
> - 消毒剤の噴霧は，濃度が低下し効果が不十分であるだけでなく吸入毒性があるため行わない．
> - 他の容器への移し替えや継ぎ足し使用はしない（細菌汚染と濃度低下を避けるため）．
> - 用時調製を原則とし，調製後は速やかに使用する．
> - 消毒剤の添付文書の内容を熟知して使用する．

2）洗浄と消毒，一次洗浄と最終処理

　消毒剤は，有機物（血液・体液・排泄物等）や洗剤等（陰イオン界面活性剤）の存在により，効果が減弱する．使用済みの器具類は，必ず洗浄してから行う．
　使用済みの器具類は，発生現場で，防水性の蓋付コンテナに封入し，最終処理場まで安全に輸送する．使用現場における処理について，対象物ごとに表Ⅱ-3-2に示す．

表Ⅱ-3-2　使用済み器具類の取扱い

対象物	一次処理	最終処理
器具類等	1. 発生場所で防水性の蓋付きコンテナに封入する． 2. 発生場所で水洗により，血液・体液・排泄物等を除去する．	次の使用目的に応じ 滅菌 消毒 洗浄及び乾燥
リネン類等	専用のプラスチック袋又は，水溶性ランドリーバックに入れて封をする．	80℃ 10分以上で洗濯

3）消毒剤と抗菌薬の作用機作と副作用

　消毒剤は抗微生物作用という点で抗菌薬と類似しているが，大きく異なる点がある．消毒剤を抗菌薬と比較して，その特徴を述べる．

① 消毒剤は細胞毒性を有する

　抗菌薬は微生物への作用は強く，ヒトの細胞には影響が少ない，選択毒性を有する薬剤であるが，消毒剤はヒトの細胞にも，病原体にも作用する．したがって，生体に適応を有する消毒剤でも，使用方法によっては細胞毒性と副作用発現の原因となる．（表Ⅱ-3-3）

表Ⅱ-3-3　生体に使用する消毒剤と細胞毒性

ヒトの生体部位	理由	使用方法
皮膚	表皮・粘膜に覆われ，化学的刺激に比較的強い．消毒剤を正しく使用すれば細胞毒性は生じにくい．粘膜は，生理食塩液の清拭により消毒効果に限りなく近づく．	消毒剤は塗布後乾燥させる．乾燥させると接触皮膚炎が起きにくい．消毒終了（塗布後2～3分）後，余分な消毒剤を拭き取る必要のない程度を使用する．
皮膚に続く粘膜部位（口腔・外陰等）		
創傷部位	化学的刺激に弱いので，消毒剤による組織障害が生じやすい．	消毒終了（塗布後2～3分）後，創内の消毒剤は生理食塩液で洗浄する．創周囲の皮膚は上記に同じ．
体腔内部		体腔内部へ使用は禁止

　皮膚及び皮膚に続く粘膜部位（口腔・外陰等）は，表皮（重層扁平上皮等）に覆われており（皮膚は厚い角質層を有する），化学的刺激に対するバリアー機能があるため，細胞毒性は発現しにくい．一方，気管支や体腔内等は単層上皮等に覆われており，化学的刺激に弱いた

め，消毒剤の病原体を減ずる効果より，消毒剤適用部位の組織障害の方が強く現れてしまう場合がある．したがって，皮膚・粘膜に使用できる消毒剤でも，有効かつ安全に使用できる部位は，皮膚及び，口腔，外陰部等の皮膚に続く粘膜に限定される．

② 消毒剤は接触皮膚面だけに作用する

消毒剤は，直接接触した表面の病原体を減らすだけであり，適用部位の組織内部まで浸透して効力を及ぼすことはない．この理由は，消毒剤の作用は接触部位だけに生じる化学反応で，すべての有機物と反応し，反応後は効力がなくなるからである．組織内で細菌が増殖して，生体側の反応（発赤，疼痛，発熱，腫脹等）が起きている感染状態では，消毒剤だけで感染をコントロールすることは困難で，抗菌薬の全身投与や外科的処置が必要となる．

消毒剤には，自ずと限界ともいうべき「守備範囲」が存在しており，過信や過大評価は禁物である．副作用の発現に注意して，安全かつ有効な消毒剤を使用することが重要である．

③ 抗菌薬の局所使用について

抗菌薬は，局所に消毒の目的で使用しない．主な理由は，抗菌薬に効果のない微生物には無効であり，耐性菌の発生を助長する．また，抗菌薬の局所使用は，アレルギー感作を起こす可能性が大きい．アミノグリコシド系抗菌薬入り軟膏による皮膚アレルギーは，皮膚科領域で問題となっている．ムロピシン軟膏の局所使用による耐性菌問題をはじめ，CVカテーテル挿入部に抗菌薬入り軟膏（ポビドンヨードゲルは消毒剤であり使用できる．）を使用することによる感染症の減少は認められず真菌感染症の増加も報告されている．（CDC血管内留置カテーテル関連感染予防のためのガイドライン）また，抗菌薬は消毒剤に比べ，価格が桁違いに高価である．以上の理由により，抗菌薬の局所投与は行わない．

4）消毒剤の滅菌済み製剤と無菌製剤

消毒剤といえども，その中にすべての微生物が存在しないわけではない．消毒剤液中に存在可能な微生物や，消毒剤成分を栄養源にして生息している場合もある．エタノール液中では，バチルス属は長期間生存可能で，狭域消毒剤の中にはブドウ糖非発酵型のグラム陰性桿菌が生息可能である．これらが原因で医療事故も発生している．高圧蒸気滅菌にて滅菌が可能な消毒剤（クロルヘキシジングルコン酸塩・ベンザルコニウム塩化物・ベンゼトニウム塩化物等）と，熱が加えられない消毒剤（ポビドンヨード）もある．

10％ポビドンヨード液に関しては，高圧蒸気滅菌が不可能なため，無菌製剤が販売されている．また，クロルヘキシジングルコン酸塩製剤や，ベンザルコニウム塩化物製剤の希釈液は滅菌済み製剤が販売されている．

COLUMN 試験管内での結果と臨床での有用性

　消毒剤の効果試験は，通常は，20℃（標準温度）の消毒剤溶液の中で一定時間反応させ反応を停止させるために中和剤を添加したものを，35～37℃にて培養して判定する．

　ここで問題となるのは，消毒剤と反応させる温度が，標準温度の20℃でなければならないが，温度記載のないデータは，通常は単に現在の室温で試験されている場合がある．次の問題は，中和剤である．ブランク試験をして中和剤の効果を確認したものを使用しなければならないが，その記載のないデータも存在する．クロルヘキシジングルコン酸塩等の消毒剤は中和剤によっても失活しにくいので良好な効果が記載できる．

　臨床使用にあたっては，使用温度は試験温度より通常高いので，試験管内データより臨床データがはるかに優れる場合がある．産婦人科用ポビドンヨードクリームは，基礎試験ではカンジタ属にほとんど効果を示さないが，臨床使用の37℃では，十分効果が期待できる．

　また，エタノールでは，溶液の状態ではかなりの効果が期待できるが，塗布した場合速やかに蒸発して残存性もないため，皮膚の消毒としては効果が期待できない．そのため，皮膚に残存する消毒剤成分（クロルヘキシジングルコン酸塩等）を配合したエタノール製剤で皮膚消毒をしたり，速乾性すり込み式手指消毒剤にも残存成分が必要となる場面がある．

　消毒剤を噴霧した場合，空気中に希釈され速やかに蒸発するため，効果は全く期待できない．スプレーして消毒剤溶液が十分残存していることが必要である．

　すべての消毒剤は毒性が強いため吸入してはいけない．低濃度の次亜塩素酸ナトリウム液は，例えば，スイミングプール等での臭い（次亜塩素酸ナトリウム液臭）は問題ない．

　皮膚に塗布する消毒剤は，皮膚に弾かず浸透して，乾燥後も剥がれにくいことが必要で試験管内のデータだけでは評価できない．

COLUMN 消毒剤と消毒薬

　消毒剤は，消毒薬成分を単に水溶液や，アルコール溶液に希釈したものではない．同一消毒薬成分であっても，剤形が，液剤，アルコール製剤，スクラブ剤，ゲル剤，クリーム剤，含嗽剤，といった多くの剤形が存在し，そのため，溶剤，添加物，pH調整剤等が異なり，投与経路と適応症も異なる．その点，抗菌薬は成分だけで論じても問題のない医薬品である．

　消毒薬は，有効成分だけを論じている場合は，消毒薬でも構わないが，抗菌活性も剤形によって異なる消毒剤は，消毒薬ではなく，消毒剤として表現する必要がある．

　本書では，ほとんどの記載が，消毒剤と記載している．

4 洗浄及び乾燥

　十分な洗浄が，消毒に近い効果のあることを再確認したい．例えば，水洗いせずに消毒用アルコールをかけると，表面にある血液が凝固し，かえって汚れが落ちにくくなる．厚生省（当時）監修，ウイルス肝炎研究財団編の「ウイルス肝炎感染対策ガイドライン：医療機関内」では，ウイルスに汚染されたときの最も基本的な処置として「器械・器具等の消毒は，使用後速やかに大量の流水で十分に洗浄すること」としている．

（1）洗浄方法，用手法，等

a. 深めの容器を用意する．
b. 容器に水道水を溜めて，蛇口から水道水を流した状態にしておく．
c. ゴム手袋とプラスチックエプロンを着用し（血液・体液・排泄物等から作業者を保護する目的），必要であればブラシ等を使用して，容器内の溜水の中で洗う（蛇口からの流水で洗うと血液・体液・排泄物等が撥ねる可能性があるので，必ず溜水内で洗う）．
d. 防水性コンテナに入れて，中央材料部へ戻す．

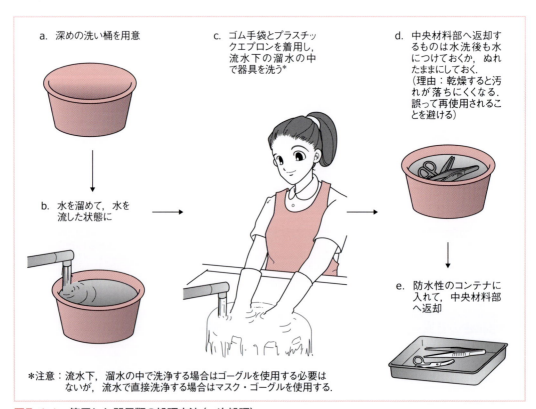

図Ⅱ-4-1　使用した器具類の処理方法（一次処理）

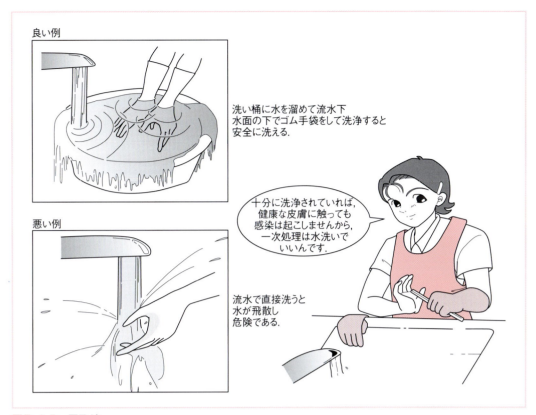

図Ⅱ-4-2 用手法

（2）洗浄の確認

　洗浄とは，使用済みの器具等から汚れを除去することで，一次処理の場合は正常な皮膚が触れても感染の危険がないレベルにすることである．最終処理における，洗浄ができているかの評価は見た目にきれいであるかである．明るい場所で場合によっては拡大鏡を使用して目視で確認する．

表Ⅱ-4-1　洗浄の評価方法

評価する器具等	方法
中央材料部における洗浄後の器具等	拡大鏡を使用しての目視による確認
環境（設備・什器等）	見た目にきれいか 汚れや「ほこり」はないか

MEMO 中央材料部・内視鏡洗浄室等での対応

　用手法において，大量に短時間に洗浄をしなければならない部署では，従事者は皮膚や粘膜に水撥ねしない対策を講じて実施する．

　手袋は，手首の部分が長めで，場合によってはロンググローブの着用，エプロンは水分を透過させないプラスチックエプロン等を着用，顔は，顔全体が覆えるフェースシールドを着用する．

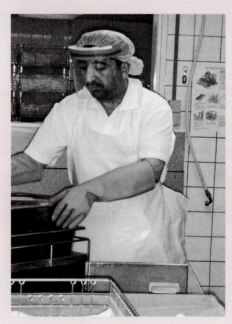
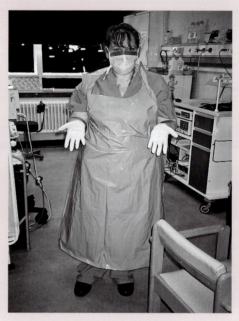

III 消毒剤各論

　現在，わが国で使用される主な消毒剤は，医療用医薬品としてはおおよそ8種類に大別できる．これら8種類の成分特性と，それぞれの剤型をよく理解しておくことは大切である．消毒剤を使用する場合は，常に最新の添付文書を確認して使用する．

1 消毒剤の抗微生物スペクトルと適応範囲

　消毒剤は，その微生物に対する有効性から，広域消毒剤，中域消毒剤，狭域消毒剤と分けられる．消毒剤の微生物に対する有効性を示した抗微生物スペクトルを示す．(表Ⅲ-1-1) 広域消毒剤に分類される，グルタラール・フタラール・過酢酸は，多くの微生物に対して有効性がある．中域消毒剤のアルコール類は芽胞と一部のウイルス以外に有効性を示す．次亜塩素酸ナトリウム，ポビドンヨードも中域スペクトルを示す．狭域の消毒剤の中では唯一，アルキルジアミノエチルグリシン塩酸塩が結核菌に効力を示す．クロルヘキシジングルコン酸塩，ベンザルコニウム塩化物は，一般細菌や真菌（酵母）に有効性を示すが，*Burkholderia cepacia*，*Chryseobacterium*（*Flavobacterium*）*meningosepticum* 等のブドウ糖非発酵菌が抵抗性を示す．

表Ⅲ-1-1　消毒剤の抗微生物スペクトルの目安

消毒剤		細菌 グラム陽性菌 一般細菌	細菌 グラム陽性菌 MRSA	細菌 グラム陽性菌 芽胞	細菌 グラム陰性菌 一般細菌	細菌 グラム陰性菌 緑膿菌	結核菌	真菌	ウイルス 一般ウイルス	ウイルス HBV	ウイルス HIV
広域	グルタラール・フタラール・過酢酸	◎	◎	◎	◎	◎	◎	◎	◎	◎	◎
中域	アルコール類	◎	◎	×	◎	◎	◎	◎	◎	×	◎
中域	次亜塩素酸ナトリウム	◎	◎	◎	◎	◎	◎	◎	◎	◎	◎
中域	ポビドンヨード	◎	◎	○	◎	◎	◎	◎	◎	○	◎
狭域	ベンゼドニウム塩化物	◎	○	×	◎	○	×	○	×	×	×
狭域	ベンザルコニウム塩化物	◎	○	×	◎	○	×	○	×	×	×
狭域	クロルヘキシジングルコン酸塩 オラネキシジングルコン酸塩	◎	○	×	◎	○	×	○	×	×	×
狭域	アルキルジアミノエチルグリシン塩酸塩	◎	○	×	◎	◎	◎	○	×	×	×

◎：有効　○：効果弱い　×：無効

表Ⅲ-1-2　消毒剤の各種ウイルスに対する効果の目安

◎：著効（失活率99.9％以上）　　○：有効（失活率99.0％以上99.9％以下）
△：やや有効（失活率90.0％以上99.0％以下）　　×：無効（失活率90％以下）
◆：不明（細胞毒性のため測定できず）　　ND：試験未実施

		単純ヘルペスウイルス	アデノウイルス	風疹ウイルス	麻疹ウイルス	ムンプスウイルス	インフルエンザウイルス	ロタウイルス	ポリオウイルス	ライノウイルス	HIV	サイトメガロウイルス
ウイルスの構造	核酸	DNA	DNA	RNA	RNA	RNA	RNA	RNA	RNA	RNA	RNA	DNA
	エンベロープ	有	無	有	有	有	有	無	無	無	有	有
消毒剤	ポビドンヨード	◎	○	◎	◎	◎	◎	◎	◎	○	◎	◎
	ポビドンヨードガーグル	◎	○	◎	◎	◎	◎	◎	◎	○	◎	◎
	ポビドンヨードクリーム	ND	ND	ND	ND	ND	ND	ND	ND	ND	◎	ND
	クロルヘキシジングルコン酸塩	○	△	◎	◎	◎	○	×	×	×	◆	ND
	アルキルジアミノエチルグリシン塩酸塩	○	△	◎	◎	◎	×	×	×	×	◆	◆
	ベンザルコニウム塩化物	○	○	◎	○	◎	◎	◎	×	×	◆	◆
	ベンゼトニウム塩化物	○	△	◎	◎	◎	◎	◎	×	×	◆	◆

（川名林治，北村　敬ほか：臨床とウイルス，26(5)：371〜386，1998より）

消毒剤はその目的に応じて，生体に使用するもの，生体以外の環境・器具等に用いられるものと区別して使用する．例えば，グルタラール等の内視鏡の消毒を目的とした消毒剤は，内視鏡に限定して使用する．その他の消毒剤は，添付文書の適応の範囲内で使用する．
（表Ⅲ-1-3）

表Ⅲ-1-3　消毒剤の適応対象の目安

消毒剤		適応対象 手指皮膚	粘膜	器具
広域	グルタラール・フタラール・過酢酸	×	×	◎
中域	アルコール類	◎	×	◎
	次亜塩素酸ナトリウム	○	×	○
	ポビドンヨード	◎	◎	×
狭域	ベンゼドニウム塩化物	◎	◎	◎
	ベンザルコニウム塩化物	◎	◎	◎
	クロルヘキシジングルコン酸塩 オラネキシジングルコン酸塩	◎	×	◎
	アルキルジアミノエチルグリシン塩酸塩	◎	○	◎

金属腐食性や皮膚・粘膜への刺激性を考慮して，添付文書を熟読し正しく選ぶ必要がある．
オラネキシジングルコン酸塩は手術部位（手術野）の消毒にのみ適応を有する．
使用可：◎　注意して使用：○　使用不可：×
注：添付文書は必ず読んでから使用する．

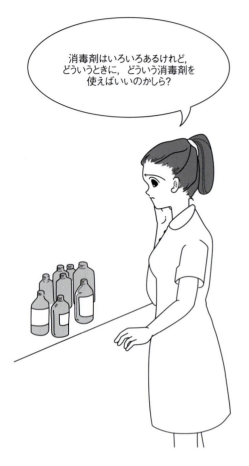

COLUMN 医薬品・医薬部外品・雑貨

院内で使用される製品には，医薬品・医薬部外品・雑貨がある．

医療行為（診断と治療）には，医薬品を使用することが法令により決められている．

消毒剤においては，生体を直接消毒する場合，人体に直接触れる器具・器機を消毒する場合は，同様に医薬品を使用することが決められている．医薬品には，使用期限・用法用量の規定がある．

医薬部外品は，通常の生活・生活支援行為において人に直接使用されるもので，誰でも簡単に使用することから安全（毒性・副作用）面の試験は医薬品より厳しい．使用期限の表示はなく用法用量も緩和である．

雑貨は，人に直接使用せず，清掃・環境に使用するもので，管轄官庁も厚生労働省ではなく経済産業省になる．

例えば，次亜塩素酸ナトリウム液の場合，環境に使用する場合は，医薬品ではなく雑貨の台所用漂白剤（界面活性剤入り）の方が，合理的である．

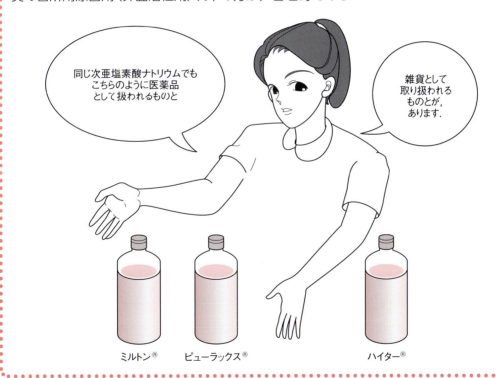

2 医薬品として使用される主な消毒剤 （8種類の消毒剤成分）

各消毒剤について，添付文書を基に紹介する．添付文書に記載されていることであっても，通常，行われない効能・効果等を削除して記載した．消毒剤の使用にあたっては，**使用している消毒剤の添付文書を熟読し使用する**．

(1) グルタラール・フタラール・過酢酸

【抗微生物スペクトル】

グルタラール・フタラール・過酢酸は，プリオンを除く多くの病原体に有効な広域スペクトルを有する消毒剤である．

■ グルタラール

【構造式】

$OHC\text{-}CH_2\text{-}CH_2\text{-}CH_2CHO$

グルタラールは分子内に2個のアルデヒド基を有するため，極めて反応性の高い化合物である．

【作用機序】

$OHC(CH_2)_3CHO$ の両端のアルデヒド基が菌体成分のSH基またはNH$_2$基と縮合反応するいわゆるアルキル化作用により効力を発揮する．DNAの合成阻害作用が主で，RNAやたん白の合成阻害作用，呼吸抑制作用もある．

【常用（適用）濃度】

常用濃度は2％溶液である．

【副作用，毒性】

眼，皮膚，呼吸器に対する激しい刺激性を有する．眼は発赤し痛みを感じ，皮膚も発赤し，吸入により咳，頭痛，息苦しさ，吐き気を催す．

反復又は長期接触すると皮膚感作され，長期吸入により喘息を起こす．

> **MEMO**
>
> グルタラールは，厚生労働省労働基準局長より，作業環境のグルタルアルデヒド濃度が0.05ppmを超えないようにするよう通知されている．（平成17年2月24日 基発第0224008号）
>
> グルタラール蒸気は空気より重いため下層に滞留する．滞留している蒸気を排出できるように換気扇は下方に設置し換気を行う．

■ フタラール

【構造式】

$C_8H_6O_2$

【作用機序】

アルデヒド基が菌体の細胞外膜や細胞外壁の一級アミン，-SH基並びにたん白と結合し，殺菌効果を示すと考えられている．

【常用（適用）濃度】

常用濃度は0.3％溶液である．

【副作用，毒性】

グルタラールよりも揮発性が低く，粘膜刺激性も弱く，また，皮膚刺激性，皮膚感作性は陰性である．しかしながら，フタラール製剤で消毒した器具を用いて白内障手術を行った患者に，水疱性角膜症等が発現したとの報告があるので，超音波白内障手術器具類には使用しないとされているほか，本剤で消毒した膀胱鏡を繰り返し使用した膀胱がん既往歴を有する患者にショック・アナフィラキシー様症状が現れたとの報告があるので，経尿道的検査又は処置のために使用する医療器具類には使用しないこととされている．また，皮膚に接触すると黒色に変色することがあり，本剤で消毒した経食道心エコー（TEE）プローブ等の医療器具を使用した患者に，食道の粘膜損傷等が発現したとの報告もある．消毒後の十分な洗浄は不可欠である．

■ 過酢酸

【構造式】

CH_3COOOH

【作用機序】

ヒドロキシルラジカルの生成による細胞のたん白変性と，それに基づく輸送の阻害，代謝の必須酵素の不活化，細胞膜の破壊，核酸の変性・破壊等が示されている．

【常用（適用）濃度】

常用濃度は0.3％溶液である．

【副作用，毒性】

過酢酸は，強い酢酸臭を有し，ヒトの皮膚，粘膜に激しい刺激作用がある．

本剤は酸性であるので，次亜塩素酸塩等の塩素系漂白剤と混合することで塩素ガスを発生する．

MEMO　グルタラール・フタラール・過酢酸の取扱上の注意

換気の良い場所で取り扱うこと．内視鏡の消毒専用に用いる．

浸漬には，蓋付きの容器を用い，使用中は蓋をする．

皮膚との接触，吸入を避けるため，プラスチック手袋（又はニトリル製手袋等），ゴーグル，サージカルマスク，ガウン等の防御具を装着する．

表Ⅲ-2-1 主なグルタラール，フタラール，過酢酸製剤

濃度及び剤型	主な用途	用法・用量等	貯法	主な販売名
グルタラール製剤				
液3.5%	内視鏡の消毒等	用時調製 緩衝化剤を加え実用液とし使用する． 実用液は28日間連続使用しても，濃度・pHが有効範囲内とされるが，使用前に測定紙にて濃度を確認して使用する．	室温保存 開栓後は密栓して保管	サイデックスプラス®28
液3%		用時調製 緩衝化剤を加えて実用液とし使用する．	遮光 気密容器 30℃以下 開栓後は密栓して保管	ステリスコープ®
液2% L液2%		用時調製 緩衝化剤を加えて実用液とし使用する．	30℃以下 開栓後は密栓して保管	ステリハイド®
液20% L液20%		用時調製 本剤100 mLを，精製水900 mLに徐々に加えて2%液とし，この溶液に緩衝化剤を加えて実用液とし使用する．		ステリハイド®
フタラール製剤				
液0.55%	内視鏡の消毒等	原液のまま使用する． 測定紙を用いてフタラール濃度が0.3%以上であることを確認し使用する． 14日間を超えて使用しない．	遮光 室温保存	ディスオーパ®
過酢酸製剤				
液6%	内視鏡の消毒等	第一剤，第二剤及び精製水を混和し0.3%実用液として使用する． 実用下限濃度（過酢酸濃度0.2%）になるまで繰り返し使用できるが，使用前に実用下限濃度以上であることを確認する．	遮光 1〜25℃で保存すること．	アセサイド®

（2）アルコール類

【抗微生物スペクトル】

エタノール製剤，イソプロパノール製剤，配合アルコール製剤がある．

グラム陽性菌，グラム陰性菌，結核菌，真菌（カビ），一部のウイルスに有効．細菌芽胞には効果が期待できない．

■ エタノール製剤
【構造式】
CH_3CH_2OH
【作用機序】
殺菌作用は微生物たん白の変性・凝固・溶解・代謝機構の阻害による．

【常用(適用)濃度】

　消毒用エタノール：76.9〜81.4 vol％

【副作用,毒性】

　大量吸入により,中枢神経抑制作用がある.症状は運動失調,チアノーゼ等が見られ,血中濃度が0.4〜0.5％で昏睡,0.5％以上で呼吸抑制が生じる.

　主な症状は

　中枢神経：重症例では運動失調,痙攣,意識障害,反射消失

　呼吸：重症例では呼吸抑制,呼吸不全

　消化器：嘔気,嘔吐

　代謝：中等度の代謝性アシドーシス(乳酸アシドーシスまたはケトアシドーシス)をきたすことがある.小児及び慢性アルコール症の者では低血糖,痙攣を起こしやすいので注意する.低血糖は服用後6時間以内に発生することが多い.

　その他：末梢血管拡張等により低体温をきたしやすい.高アミラーゼ血症,低カリウム血症が現れることがある.

■ イソプロパノール製剤

【構造式】

C_3H_8O

【作用機序】

　殺菌作用は微生物たん白の変性・凝固・溶解・代謝機構の阻害による.

【常用(適用)濃度】

　70 vol％

【副作用,毒性】

　イソプロパノールは,エタノールに比べて吸入毒性は2倍程高く,乳幼児への使用は避けるなど使用制限に留意する.中毒症状は中枢神経抑制作用が中心であるが,大量では呼吸抑制,ショックを発生する.

　中枢神経：めまい,無気力,傾眠,痙攣,昏睡,神経反射消失

　消化管：悪心,嘔吐,ときには吐血(出血性胃炎)

　呼吸：呼吸は抑制され,重症例では換気不全

　循環：低血圧,ショック

　代謝：ときには低血糖,まれにケトアシドーシス

　体温：重症例で低体温

【その他】

　アルコール製剤に共通する注意として,アルコール系は粘膜刺激作用が強く,粘膜や損傷部位への使用は避ける.脱脂作用による手荒れも大きな課題である.また,たん白凝固作用により,本剤が医療器具内部にまで浸透しないことがあるため,付着物を十分洗い流してから使用する.

　引火性,爆発性があるため,電気メスの使用,火気には十分な注意が必要である.

表Ⅲ-2-2 主なアルコール製剤の種類

濃度及び剤型	主な用途，用法・用量等	貯法	主な販売名
エタノール製剤			
液99.5vol％以上	製薬・化学上の用途に用いる．消毒に用いる場合は，本品を精製水で希釈して，エタノールとして76.9〜81.4vol％とし，消毒部位に塗布する．	遮光 気密容器 火気を避けて保存	日局無水エタノール
液95.1〜95.6vol％	製薬・化学上の用途の他，疼痛ブロックにも用いる．消毒に用いる場合は，本品を精製水で希釈して，エタノールとして76.9〜81.4vol％とし，消毒部位に塗布する．	遮光 気密容器 火気を避けて保存	日局エタノール
液76.9〜81.4vol％	手指・皮膚の消毒，手術部位（手術野）の皮膚の消毒，医療機器の消毒 本品をそのまま消毒部位に塗布する．	遮光 気密容器 火気を避けて保存	日局消毒用エタノール
イソプロパノール製剤			
液99vol％以上	手指・皮膚の消毒，医療機器の消毒 イソプロパノールとして，70vol％液を用いる．	気密容器 火気を避けて保存	日局イソプロパノール
液70vol％	同上	同上	消毒用イソプロパノール
その他のアルコール製剤			
日局エタノールに日局イソプロパノール等が配合	手指・皮膚の消毒，医療機器の消毒	気密容器 火気を避けて保存	消毒用アルコール
チオ硫酸ナトリウム＋日局エタノール	皮膚面及び手術用器具類・布類に付着したヨードチンキ類のヨウ素の脱色，消毒	遮光 気密容器 火気に注意して保存	ハイポエタノール

イソプロパノール50vol％液は医療現場での使用は控えるよう通知されている．

（3）次亜塩素酸ナトリウム

【構造式】

NaClO

【抗微生物スペクトル】

　一般細菌，真菌，ウイルスに対して殺菌，又は不活化作用を示すが，芽胞に対する効果はほとんど期待できない．結核菌に対する殺菌作用は不確実である．

【作用機序】

　細菌の細胞膜，細胞質中の有機物を酸化分解して殺菌作用を示す．また，ウイルスの構成たん白等を酸化することにより不活化する．（本剤は有機物と反応してNaClとなり白色可溶化する特性がある．）

【副作用，毒性，使用上の注意】

本剤には，強アルカリと酸化作用による皮膚炎，粘膜刺激がある．酸性液との反応で発生する塩素ガスは毒性が極めて高く，吸入した場合，咽頭や気管支の痛み，激しい咳，嘔吐を生じる．重篤な場合，電解質異常，肺水腫や化学性肺炎を発症する場合もある．飛沫が眼に入った場合，灼熱感，流涙を伴う一過性の角膜障害を，高濃度の場合は，角膜潰瘍を生じる．

表Ⅲ-2-3 次亜塩素酸ナトリウム液

濃度及び剤型	主な用途，用法・用量等	取扱上の注意・貯法	主な販売名
液10%	血液・体液・排泄物等の有機物に汚染された器具・リネン類，環境の消毒0.1～0.5%（1000～5000 ppm） 明らかな血液・排泄物等の混在がある場合は0.5%（5000 ppm） 医療用具の消毒0.02～0.05%（200～500 ppm）溶液に1分間以上浸漬するか，温溶液を用いて清拭する． 手術室・病室・家具・物品等の消毒0.02～0.05%（200～500 ppm）を用いて清拭する．	遮光　冷所保存　気密容器	ハイポライト®10
液6%			ピューラックス®
液1%	哺乳瓶，乳首の消毒0.0125%（125 ppm）溶液に25℃1時間以上浸す．	直射日光を避け，なるべく涼しいところに密封して保管　他の容器に入れ替えないこと	ミルトン®

表Ⅲ-2-4 次亜塩素酸ナトリウム液の濃度と使用

対象	使用濃度
血液・体液・排泄物等の有機物に汚染された器具・リネン類，環境の消毒	0.1～0.5%（1000～5000 ppm） 明らかな血液・排泄物等の混在がある場合は0.5%（5000 ppm）
医療用具の消毒	0.02～0.05%（200～500 ppm）溶液に1分間以上浸漬するか，温溶液を用いて清拭する．
手術室・病室・家具・物品等の消毒	0.02～0.05%（200～500 ppm）を用いて清拭する．
哺乳瓶，乳首の消毒	0.0125%（125 ppm）溶液に25℃1時間以上浸す．

いずれも，有機物をNaCl（食塩）に変化させる濃度である．

(4) ポビドンヨード

【構造式　化学的特性】

$$\left[\begin{array}{c} \text{CHCH}_2 \\ | \\ N \\ \diagdown \diagup \\ O \end{array} \right]_n \cdot x\text{I}$$

　ポビドンヨードは，ポリビニルピロリドン (PVP) とヨウ素の錯化合物である．ポビドンヨード中のヨウ素は，有効ヨウ素と抗菌力のないヨウ素イオン (I^-) がある．有効ヨウ素は，主に $PVP \cdot nHI_3^-$，I_3^-，及び I_2 (遊離ヨウ素) という形で存在し，いずれも褐色の色がついている．抗菌力のないヨウ素イオンには色がない．ポビドンヨード水溶液中での I_2 が水を酸化して生じる H_2OI^+ が殺菌及び殺ウイルスに直接働くとされている．しかし，H_2OI^+ を直接測定することが困難なため，I_2 濃度を効果の指標としている．

【抗微生物スペクトル】

　ポビドンヨードはグラム陽性菌，結核菌，ウイルス，真菌類に有効である．

【作用機序】

　H_2OI^+ (遊離ヨウ素が水を酸化して生じる) が，微生物表面の膜たん白と反応することにより，微生物を死滅させると推定されている (ヨードチンキ等も同じメカニズムである)．

【常用濃度 (適用)】

　ポビドンヨード 1g 中に含まれる有効ヨウ素は 100mg であるので，例えば 10％ポビドンヨード液は有効ヨウ素 1％ (10000ppm：チオ硫酸ナトリウム定量) の液である．

　ポビドンヨード液の水溶液 (希釈液) では，100倍希釈液において I_2 濃度が高くなる．しかし，I_2 が菌又は有機物として反応して不活化されると，I_2 を補給しなければ消毒効果は持続しない．このため，I_2 の補給を考慮すれば，有効ヨウ素の多い原液～20倍液の使用が臨床上有効と考えられる．原液 (水溶液) は，I_2 濃度は低いが，I_2 が消費された場合，化学平衡上すぐに I_2 が生成するので，常に高い I_2 が補充されていると考えられる．塗布する場合は，希釈液では界面活性剤も希釈され，良好な塗布性が望めないので原液を使用する．

【副作用，毒性，使用上の注意】

　本剤は外用消毒剤であるので，内服や注射をしないこと．接触皮膚炎を防止する意味からも塗布後乾燥させることに注意が必要である．ポビドンヨード製剤は直射日光を避けて室温に保存する．光に対しては全く安定で，遮光の必要はないが，直射日光は製品の温度を上昇させるので避ける．高圧蒸気滅菌（オートクレーブ）にはかけない．高圧蒸気滅菌をかけると熱により有効ヨウ素が効力のないヨウ素イオンに変化し，有効ヨウ素が減少し，pHも低下する．したがって，高圧蒸気滅菌をかけなくてもいいように無菌製剤の表示のあるものを使用する．

　開放容器については，ヨウ素が揮散するので表面積が大きいほど安定性が悪くなる．また，まわりのものが着色することがある．気密容器についてはガラスは問題ないが，プラスチック素材は密度と薄さによりヨウ素が透過するので，安定性が悪くなる（次亜塩素酸ナトリウム液の容器の場合も同様のことがいえるので注意する）．濃度については，低濃度ほど安定性が悪くなる．

　ポビドンヨード製剤はヨウ素の皮膚からの吸収に注意が必要である．長期連用する場合でも成人で甲状腺機能が正常ならば，通常の使用は問題ない．

　ただし，無痛性の甲状腺炎等の甲状腺疾患には注意が必要である．大量使用に関しては，ヨウ素の主な排泄経路は腎で，血中より尿中へ排泄されるので，尿量が少ない場合や腎障害時に要注意となる．大量吸収により，アシドーシスやせん妄等の副作用が現れる．

　新生児・未熟児に対しては，ヨウ素の排泄経路が未熟なので，甲状腺が集めた余分なヨウ素をエスケープする働きが十分でない．ヨウ素が過剰に吸収された場合は，甲状腺機能低下症に注意を要する．

　妊婦には注意して使用する．ヨウ素は胎盤を通過し，胎児に移行する．胎児は早期より甲状腺ホルモンの合成をするので，ヨウ素は必要で欠乏すると発育遅延や知能障害の原因となる．しかし，ヨウ素が過剰になると胎児の甲状腺はエスケープできないため，ヨウ素過剰による甲状腺機能低下症の原因となる場合がある．同様に産婦人科用ポビドンヨードクリームは甲状腺機能に異常のある患者には使用してはならない．

　ポビドンヨードガーグルの誤飲の場合，通常の含嗽時に少量飲み込む程度は問題ない．大量誤飲時では，局所刺激による悪心・嘔吐を伴う胃痛やエタノールによる酒酔い症状がでることがある．対策としては，1％チオ硫酸ナトリウム（ハイポ）やでんぷんのり，牛乳を大量に飲ませる．仮に，30 mL 1本飲んだ場合のヨウ素は，乾燥コンブ約100 gに相当する．また，エタノールも多量に配合されているため，小児の場合では酒酔い症状がでて，顔面紅潮，呼吸亢進が起き，重症に見える．

表Ⅲ-2-5　ポビドンヨード

濃度及び剤型	主な用途	取扱上の注意・貯法	主な販売名
液10％	界面活性剤を含有した水溶性製剤 手術部位の皮膚消毒 手術部位の粘膜消毒 皮膚・粘膜の創傷部位の消毒，熱傷皮膚面，感染皮膚面の消毒（患部に塗布する．）	溶液の状態で長時間皮膚と接触すると刺激性の接触皮膚炎を起こすので，注意する．塗布後乾燥させること． 電気的な絶縁性があるので，電気メスを使用する場合には，対極板と皮膚の間に入らないように注意する． 貯法：直射日光を避けて室温保存	ポビドンヨード外用液10％「明治」 イソジン®液10％
10％エタノール液	エタノールを含有し速乾性を有する液剤 手術部位の皮膚消毒	損傷・創傷皮膚，粘膜に使用しないこと．溶液の状態で長時間皮膚と接触すると刺激性の接触皮膚炎を起こすので，注意する． 電気的な絶縁性があるので，電気メスを使用する場合には，対極板と皮膚の間に入らないように注意する．エタノールを含有するため，電気メスを使用する場合，本剤を乾燥させてから使用すること． 貯法：直射日光を避けて室温保存	イソジン®フィールド液10％
7.5％スクラブ	発砲剤，界面活性剤を含有し，わずかに粘性のある液剤 手指・皮膚の消毒（本剤の適量を用い，少量の水を加えて摩擦し，よく泡立てた後，流水で洗う．）	損傷・創傷皮膚，粘膜に使用しないこと．電気的な絶縁性があるので，電気メスを使用する場合には，対極板と皮膚の間に入らないように注意する． 貯法：直射日光を避けて室温保存	イソジン®スクラブ液7.5％
10％ゲル	水溶性軟膏剤 皮膚・粘膜の創傷部位の消毒，熱傷皮膚面の消毒（本剤を患部に塗布する．）	貯法：直射日光を避けて室温保存	イソジン®ゲル10％
5％産婦人科用クリーム	乳剤性軟膏 分娩時，産婦の外陰部及び外陰部周囲並びに膣の消毒，膣検査時における膣の消毒（適量を外陰部及び外陰部周囲並びに膣内に塗布又は注入する．）	本剤の使用時にはよく震盪(しんとう)すること． 本剤の基剤として使用されている油脂成分は，コンドーム等の避妊用ラテックスゴム製品の品質を劣化・破損する可能性がある． 貯法：直射日光を避けて室温保存	産婦人科用イソジン®クリーム5％
7％ガーグル	特異な芳香のある液剤 咽頭炎，扁桃炎，口内炎，抜歯創を含む口腔損傷の感染予防，口腔内の消毒（用時15～30倍希釈し，1日数回含嗽する．）	必ず用時希釈し，含嗽だけに使用すること．眼に入らないように注意すること．銀を含有する補綴物等が変色することがある． 貯法：直射日光を避けて室温保存	イソジン®ガーグル液7％
0.5％擦式消毒剤	手指の消毒	貯法：密栓し火気及び直射日光を避けて，室温保存	イソジン®パーム液0.5％

MEMO 製剤の違いで使用法が異なる

- ポビドンヨード液とポビドンヨードゲルの違いについて

ポビドンヨード液は水溶液の状態では浸透力も強く，I_2が微生物や有機物によって消費されてもすぐに補給されるので，作用は強力である．短時間の消毒に適するが，溶液の状態が続くと接触性皮膚炎が起こりやすいので，塗布後乾燥させるか洗い流す．ポビドンヨードゲルは，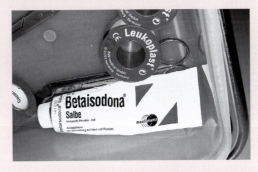
水溶性基剤が溶出した部分だけでI_2が働くので，作用は緩和である．長時間の消毒に適し，塗布後はそのままでよい．ポビドンヨードゲルは接触皮膚炎は起こさない．

- ポビドンヨード液とポビドンヨードガーグルの違いについて

ポビドンヨード液は皮膚・粘膜に原液を塗布して使用する．塗布性をよくするための界面活性剤やpH調整剤を添加してある．口腔粘膜には原液を使用するが，味は悪く，含嗽すると泡が出る．

ポビドンヨードガーグルは，用時15～30倍に希釈して含嗽する．そのため，エタノールや香料を添加してあり，原液のpHは低くなっている．したがって，創傷皮膚及び粘膜には使用できない（含嗽用に希釈した場合は，口腔内の創傷，粘膜に使用できる）．先発医薬品とジェネリック医薬品では主成分は同一でも配合されている添加物には違いがあるため，使用には注意を要する．

MEMO 10％ポビドンヨード液の塗布性の比較

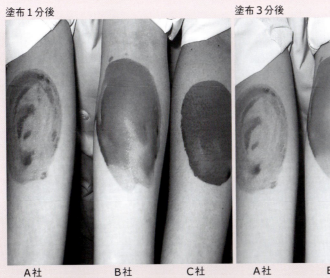
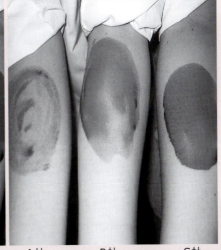

塗布時に弾いて斑ができる製剤，乾燥後に剥がれ落ちやすい製剤等，製剤間には，製品により差がある．

(5) ベンゼトニウム塩化物

【構造式】

$$[(CH_3)_3CCH_2C(CH_3)_2\text{-}C_6H_4\text{-}OCH_2CH_2OCH_2CH_2\text{-}N^+(CH_3)_2\text{-}CH_2\text{-}C_6H_5]\ Cl^-$$

【抗微生物スペクトル】

　本剤は，芽胞のない細菌に広く抗菌作用を有する．すなわち，グラム陽性菌，陰性菌のみならず，真菌類に対しても抗菌性を有する．しかし，結核菌やウイルスの大部分には効果が期待できない．

【作用機序】

　殺菌の作用機序に関しては，陽イオンが微生物の中に侵入し，他の必須イオンを追い出すとも，また酵素系を変性させるとも言われている．有機物の共存は効力を減弱させる．石けん類は本剤の殺菌作用を弱めるので，石けんをよく洗い落としてから使用する．

　本剤の有効濃度で比較的組織刺激性が少ないので，皮膚・粘膜に使用される．本剤は陽イオン界面活性剤であるので，表面張力を低下させ，洗浄作用，角質溶解作用，乳化作用を示す．

表Ⅲ-2-6　ベンゼトニウム塩化物

濃度及び剤型	主な用途，用法・用量	取扱上の注意・貯法	主な販売名
液10%	手指皮膚の消毒0.05〜0.1% 手術部位（手術野）の皮膚の消毒0.1% 溶液で5分間洗い，その後0.2%溶液を塗布する． 手術部位（手術野）の粘膜の消毒，皮膚粘膜の創傷部位の消毒0.01〜0.025% 感染皮膚面の消毒　0.01% 腟洗浄0.025% 結膜嚢の洗浄・消毒0.02% 医療機器の消毒0.1% 手術室・病室・家具・器具・物品などの消毒0.05〜0.2%	実用濃度まで精製水で希釈してから使用する． 粘膜，創傷面，炎症部位に長期間又は広範囲に使用しないこと．（全身吸収による筋脱力を起こすことがある．） 繊維・布は本剤を吸着するので，これらを浸漬して用いる場合は，有効濃度以下にならぬよう注意する． 皮膚消毒に使用する綿球・ガーゼ等は滅菌保存し，使用時に溶液に浸すこと． 貯法：密栓・遮光	ハイアミン液10%
液0.2% 液0.1% 液0.05% 液0.025% 液0.02%	同上	実用濃度まで希釈済み滅菌製剤は原液をそのまま用いる 貯法：気密容器，遮光して室温保存	ベゼトン®液

【副作用，毒性，使用上の注意】

経口毒性が強く，容易に吸収され，心・肝・腎・脳の細胞変性をきたす．高濃度の場合は，皮膚粘膜の腐食作用が強い．

界面活性剤は固体や液体の表面に吸着し，表面張力を低下させる物質であり毒性は陽イオン＞陰イオン＞非イオン界面活性剤の順に高い．

経口毒性は大量の場合，嘔吐，腹痛，咽頭・食道粘膜の腐食，中枢神経抑制，血圧低下，呼吸麻痺，筋脱力，チアノーゼ等の症状がある．誤飲されやすく，また経口毒性が高いため，高度危険性薬剤である．

> **MEMO　99.9％の考え方**
>
> 被消毒物の多くは，細菌類である．細菌は条件（温度・水分・栄養等）がそろえば平均30分に1回2分裂して増殖する．計算上1個の細菌は，27回分裂して13時間30分後には，1億3千4百万個になる．この時点で消毒して99.9％殺菌したとしても，13万4千個も残存している．これら細菌は7時間後には元の数に戻ってしまう．つまり，細菌の消毒効果は，99.9％ではなくlog（対数）で一般的に表現する．2log減少した場合は1/100，3log減少した場合は1/1000となる．消毒効果の場合，場所や使用方法にもよるが1/10000ぐらいの減少が必要である．ちなみに滅菌の定義は1/1000000（百万分の1）である．
>
> 細菌類に関しては以上のような結果であるが，これが預貯金となると全く様相が異なる．99.9％損失したら立ち直ることはできない．

(6) ベンザルコニウム塩化物

【構造式】

$[C_6H_5CH_2N(CH_3)_2R]Cl$ で示され，R は C_8H_{17}〜$C_{18}H_{37}$ で主として $C_{12}H_{25}$ 及び $C_{14}H_{29}$ からなる．

【作用機序】

陰イオンを帯びる細菌に陽イオンを帯びるベンザルコニウム塩化物が菌体表面に吸着・集積され，菌体たん白を変性させ殺菌作用を現す．

ベンザルコニウム塩化物は陽イオン界面活性剤であるため，表面張力を低下させ，清浄作用，乳化作用等を示す．

【抗微生物スペクトル】

グラム陽性菌，陰性菌，真菌に対しては有効であるが，結核菌やウイルスの大部分には効果が期待できない．

本品はR（炭素分子類）が主として12〜14を含有する．R14が黄色ブドウ球菌に対する抗菌力が強いとされる．ただしR14では，すべての微生物に抗菌力検討がされているわけではない．

【副作用，毒性，使用上の注意】

経口毒性が強く，容易に吸収され，心・肝・腎・脳の細胞変性をきたす．また，高濃度の場合は，皮膚粘膜の腐食作用が強い．

界面活性剤は固体や液体の表面に吸着し，表面張力を低下させる物質であり毒性は陽イオン＞陰イオン＞非イオン界面活性剤の順に高い．

経口毒性は大量の場合，嘔吐，腹痛，咽頭・食道粘膜の腐食，中枢神経系抑制，血圧低下，呼吸麻痺，筋脱力，チアノーゼ等の症状がある．誤飲されやすく，また経口毒性が高いため，高度危険性薬剤である．

表II-2-7 ベンザルコニウム塩化物

濃度及び剤型	主な用途，用法・用量	取扱上の注意・貯法	主な販売名
液50% 液10%	手指・皮膚の消毒0.05～0.1％溶液に浸して洗い，滅菌ガーゼあるいは布片で清拭する． 手術部位（手術野）の皮膚の消毒0.1％で約5分間洗い，その後0.2％を塗布する． 手術部位（手術野）の粘膜の消毒，皮膚・粘膜の創傷部位の消毒0.01～0.025％ 感染皮膚面の消毒0.01％ 医療機器の消毒0.1％に10分間浸漬する． 手術室・病室・家具・器具・物品などの消毒0.05～0.2％を布片で塗布・清拭する． 膣洗浄0.01～0.05％ 結膜嚢の洗浄・消毒0.01～0.05％	繊維，布（絹，ガーゼ，ウール，レーヨン等）は本剤を吸着するので，これらを溶液に浸漬して用いる場合には，有効濃度以下とならないよう注意すること． 皮膚消毒に使用する綿球，ガーゼ等は滅菌済みを使用し，使用時に溶液に浸すこと． 貯法：室温保存	ヂアミトール®消毒用液10w/v% オスバン®消毒液10%
液0.2% 液0.1% 液0.05% 液0.025% 液0.02% 液0.01%	同上	同上 実用濃度まで希釈済み滅菌製剤は原液をそのまま用いる． 貯法：室温保存	ヂアミトール®水

血清，膿汁等の有機物性物質は殺菌作用を減弱させるので，これらが付着している医療器具等に用いる場合は，十分に洗い落としてから使用すること．
石けん類は本剤の殺菌作用を減弱させるので，石けん分を洗い落としてから使用すること．

（7）クロルヘキシジングルコン酸塩・オラネキシジングルコン酸塩

■ クロルヘキシジングルコン酸塩

【構造式】

Cl─⟨benzene⟩─NHCNHCNH(CH$_2$)$_6$NHCNHCNH─⟨benzene⟩─Cl・2(CHCH)$_4$
　　　　　　　∥　∥　　　　　　　∥　∥　　　　　　　　　　　　　　COOH
　　　　　　　NH　NH　　　　　　NH　NH　　　　　　　　　　　　　CH$_2$OH

【抗菌スペクトル】

　グラム陽性菌，グラム陰性菌に効果を示すが，グラム陰性菌に対しては効果に幅がみられる．グラム陰性菌のうち，*Alcaligenes*，*Pseudomonas*，*Achromobacter*，*Flavobacterium*等には抵抗を示すものがある．芽胞，結核菌，真菌，ウイルスには効果が認められていない．

【作用機序】

　比較的低濃度では細菌の細胞膜に障害を与え，細胞質成分の不可逆的漏出や酵素阻害を起こし，比較的高濃度では細胞内のたん白質や核酸の沈着を起こすことで作用を示す．

表Ⅲ-2-8　クロルヘキシジングルコン酸塩

濃度及び剤型	主な用途，用法・用量	取扱上の注意・貯法	主な販売名
液20% 界面活性剤を含まない（白色）	手指・皮膚の消毒（0.1〜0.5％水溶液） 手術部位（手術野）の皮膚の消毒（0.1〜0.5％水溶液又は0.5％エタノール溶液） 皮膚の創傷部位の消毒（0.05％水溶液） 医療機器の消毒（0.1〜0.5％水溶液又は0.5％エタノール溶液） 手術室・病室・家具・器具・物品等の消毒（0.05％水溶液） 結膜のうの洗浄・消毒（0.05％以下の水溶液） 産婦人科・泌尿器科における外陰・外性器の皮膚の消毒（0.02％水溶液）	必ず希釈し，濃度に注意して使用する． 常水や生理食塩液に含まれる陰イオンにより難溶性の塩を生成することがあるので，希釈水溶液を調製する場合は，精製水を使用する． 注射器，カテーテル等の神経や粘膜面に接触する可能性のある器具を消毒した場合は，滅菌水でよく洗い流した後使用する． 創傷部位又は結膜のうに使用する希釈水溶液は，調製後必ず滅菌処理する． 結膜のう等，敏感な組織に使用する際は，濃度に注意し，使用後滅菌水で水洗する． 綿球・ガーゼ等に吸着されるので，これらを浸漬して用いる場合は，有効濃度以下にならぬよう注意する． 希釈水溶液は調製後直ちに使用すること． 貯法：密栓　遮光　室温保存	ヒビテン®グルコネート
液5% 界面活性剤を含む（赤色）	手指・皮膚の消毒（0.1〜0.5％水溶液） 手術部位（手術野）の皮膚の消毒（0.1〜0.5％水溶液又は0.5％エタノール溶液） 皮膚の創傷部位の消毒（0.05％水溶液） 医療機器の消毒（0.1〜0.5％水溶液又は0.5％エタノール溶液） 手術室・病室・家具・器具・物品等の消毒（0.05％水溶液）	必ず希釈し，濃度に注意して使用する． 常水や生理食塩液に含まれる陰イオンにより難溶性の塩を生成することがあるので，希釈水溶液を調製する場合は，精製水を使用する． 注射器，カテーテル等の神経や粘膜面に接触する可能性のある器具を消毒した場合は，滅菌水でよく洗い流した後使用する． 産婦人科用（腟・外陰部の消毒），泌尿器科用（膀胱・外性器の消毒等）に使用しないこと． 綿球・ガーゼ等に吸着されるので，これらを浸漬して用いる場合は，有効濃度以下にならぬよう注意する． 希釈水溶液は調製後直ちに使用すること． 貯法：密栓　遮光　室温保存	ヒビテン®
液0.5% 液0.1% 液0.05% 液0.02% 界面活性剤を含まない（白色）	手指・皮膚の消毒（0.1〜0.5％水溶液） 手術部位（手術野）の皮膚の消毒（0.1〜0.5％水溶液） 皮膚の創傷部位の消毒（0.05％水溶液） 医療機器の消毒（0.1〜0.5％水溶液） 手術室・病室・家具・器具・物品等の消毒（0.05％水溶液） 結膜のうの洗浄・消毒（0.05％以下の水溶液） 産婦人科・泌尿器科における外陰・外性器の皮膚の消毒（0.02％水溶液）	創傷部位又は結膜のうに使用する希釈水溶液は，調製後必ず滅菌処理する． 結膜のう等，敏感な組織に使用する際は，濃度に注意し，使用後滅菌水で水洗する． 希釈水溶液を調製する場合は，精製水を使用して滅菌する． 本剤を取扱う容器類は常に清潔なものを使用し，希釈水溶液は，調製後直ちに使用すること． 綿球・ガーゼ等に吸着されるので，これらを浸漬して用いる場合は，用時浸漬するなど注意すること． 貯法：密栓　遮光　室温保存	マスキン®W水

濃度及び剤型	主な用途，用法・用量	取扱上の注意・貯法	主な販売名
液0.5% 液0.1% 液0.05% 界面活性剤を含む （赤色）	手指・皮膚の消毒（0.1〜0.5%水溶液） 手術部位（手術野）の皮膚の消毒（0.1〜0.5%水溶液又は0.5%） 皮膚の創傷部位の消毒（0.05%水溶液） 医療機器の消毒（0.1〜0.5%水溶液） 手術室・病室・家具・器具・物品等の消毒（0.05%水溶液）	産婦人科用（腟・外陰部の消毒），泌尿器科用（膀胱・外性器の消毒等）に使用しないこと． 希釈水溶液を調製する場合は，精製水を使用して滅菌する． 本剤を取扱う容器類は常に清潔なものを使用し，希釈水溶液は，調製後直ちに使用すること． 綿球・ガーゼ等に吸着されるので，これらを浸漬して用いる場合は，用時浸漬するなど注意すること． 貯法：密栓　遮光　室温保存	マスキン®R水
エタノール液0.5% 界面活性剤を含まない （白色）	手術部位（手術野）の皮膚の消毒（本剤をそのまま使用する．） 医療機器の消毒（本剤をそのまま使用する．）	産婦人科用（腟・外陰部の消毒），泌尿器科用（膀胱・外性器の消毒等）に使用しないこと． 広範囲又は長期間使用する場合には，蒸気の吸入に注意すること． 注射器，カテーテル等の神経や粘膜面に接触する可能性のある器具を消毒した場合は，滅菌水でよく洗い流した後使用する． 綿球・ガーゼ等に吸着されるので，これらを浸漬して用いる場合は，用時浸漬するなど注意すること． 引火性，爆発性があるため，火器（電気メス使用等を含む）には十分注意する． 貯法：遮光　火気を避けて保存	マスキン®Wエタノール液（0.5w/v%）
エタノール液0.5% 界面活性剤を含む （赤色）			マスキン®Rエタノール液（0.5w/v%）
4%スクラブ	手指専用消毒剤 希釈せず原液のまま使用する．	貯法：密栓　室温保存　直射日光を避けて保存	ヒビスクラブ®消毒液4%
エタノール液0.2% エタノール液0.5% エタノール液1.0%	速乾性手指消毒剤	貯法：遮光　密栓　室温保存　火気を避けて保存	ヒビソフト®

■ オラネキシジングルコン酸塩

【構造式】

【抗菌スペクトル】

グラム陽性菌，グラム陰性菌に効果を示す．酵母様真菌，糸状真菌に効果を示すが，*Aspergillus niger*及び*Microsporum canis*は効果を示さない．一部のウイルスには効力を示す．

【作用機序】

細菌の膜に結合し，膜構造の障害・膜バリアー能の破壊により，細胞質成分の不可逆的漏出を引き起こし，殺菌活性を示す．

表Ⅲ-2-9　オラネキシジングルコン酸塩

濃度及び剤型	主な用途，用法・用量	取扱上の注意・貯法	主な販売名
液1.5% 液1.5%消毒用アプリケータ	手術部位（手術野）の皮膚の消毒1.5%	創傷部位・粘膜には使用しないこと． 脳，脊髄，眼，耳（内耳，中耳，外耳）に使用しないこと． 塗布後は，乾燥するまで待ち，皮膚との接触時間を十分に取ること． 貯法：室温保存	オラネジン®消毒液1.5% オラネジン®液1.5%消毒用アプリケータ

（8）アルキルジアミノエチルグリシン塩酸塩

【構造式】

〔$RNHC_2H_4NHC_2H_4NHC_2COOH$〕$HCl$

RC_8H_{17}〜$XC_{16}H_{33}$

【化学的特性】

本剤は，両性界面活性剤で，陽イオン系界面活性剤による殺菌力と，陰イオン系界面活性剤による洗浄力の両方の特徴を有している．

【抗菌スペクトル】

一般細菌，真菌，緑膿菌，結核菌に有効であるが，結核菌には長時間の作用が必要である．

【作用機序】

殺菌作用は，陽イオンが作用し，細胞膜損傷，酵素系たん白の凝固変性を起こすことによる．

【常用濃度（適用）】

医療用具の消毒：0.05％〜0.2％液

結核領域の消毒においては0.2％〜0.5％液で1時間以上作用させる必要がある．

【副作用，毒性，使用上の注意】

濃厚液の使用により，皮膚・粘膜の刺激症状があらわれることがあるので，注意すること．

炎症又は易刺激性の部位に使用する場合には，正常の部位に使用するよりも低濃度とすること．

粘膜，創傷面又は炎症部位に長時間又は広範囲に使用しないこと．

石けん類は本剤の殺菌作用を弱めるので，石けん成分を落としてから使用すること．

表Ⅲ-2-10　アルキルジアミノエチルグリシン塩酸塩

濃度及び剤型	主な用途，用法・用量	取扱上の注意・貯法	主な販売名
液30% 液10%	医療用具の消毒0.05～0.2％溶液に10～15分間浸漬する． 結核領域においては0.2～0.5％溶液を用いる． 手術室・病室・家具・器具・物品などの消毒0.05～0.2％溶液を布片で塗布・清拭する． 結核領域においては0.2～0.5％溶液を用いる． 手指・皮膚の消毒0.05～0.2％溶液で約5分間洗った後，滅菌ガーゼあるいは布片で清拭する． 手術部位（手術野）の皮膚の消毒0.1％溶液で約5分間洗った後，0.2％溶液を塗布する． 手術部位（手術野）の粘膜の消毒，皮膚・粘膜の創傷部位の消毒0.01～0.05％溶液を用いる．	実用濃度になるよう水で希釈して使用する． 深い創傷に使用する場合の希釈液としては，注射用水か滅菌精製水を用い，水道水や精製水を用いないこと． 鉄製の器具を長時間浸漬する必要がある場合は，腐食を防止するために0.2％の割合で亜硝酸ナトリウムを溶解し浸漬すること．なお，銅製の器具は亜硝酸ナトリウムを添加しても腐食を防止できないので長時間浸漬しないこと． 貯法：気密容器　室温保存	テゴー51®
液0.5% 液0.2% 液0.1% 液0.05%	同上 実用濃度までの希釈済み滅菌製剤 用途は上に同じ（但し，結核領域では0.1，0.05％製剤は用いない）	実用濃度まで希釈済み滅菌製剤 濃度により効能・効果が異なる． 貯法：遮光　室温保存	ハイジール®，サテニジン®

3 消毒剤の保管及び消毒剤含有綿球等

　消毒剤の保管は，添付文書の貯法に従う．保管方法には温度の記載の他，遮光・直射日光を避けて，密栓して等の表示が消毒剤ごとに異なる．温度については以下の日本薬局方の通則（温度）に従う（p21参照）．例えば室温保存と記載されている製剤に関しては，1～30℃に保存し，凍結させたり，夏場30℃以上にならないように，倉庫や運搬車は温度管理をし，記録を残さなければならない．

　容器に関しては，移し替えをしなければ問題ない．容器の規定は以下のとおりである．小分けした場合は，その日のうちに使い切ることが必要である．

> **MEMO　容器**
> - 密閉容器とは，通常の取扱い，運搬又は保存状態において，固形の異物が混入することを防ぎ，内容医薬品の損失を防ぐことができる容器をいう．
> - 気密容器とは，通常の取扱い，運搬又は保存状態において，固形又は液状の異物が侵入せず，内容医薬品の損失を防ぐことができる容器をいう．
> - 密封容器とは，通常の取扱い，運搬又は保存状態において，気体の侵入しない容器をいう．
>
> 日本薬局方通則

　遮光の規定は以下のとおりである．遮光容器は必ずしも褐色容器等の着色された容器とは限らない．クロルヘキシジングルコン酸塩のように，界面活性剤のを含む赤色製剤と含まない白色製剤を外見上見分けるために本剤の容器は透明容器である．容器内側に遮光膜がある遮光容器が使用されている．

> **MEMO　遮光**
> 　遮光とは，通常の取扱い，運搬又は保存状態において，内容医薬品に規定された性状及び品質に対して影響を与える光の透過を防ぎ，内容医薬品を光の影響から保護することができることをいう．
>
> 日本薬局方通則

> **MEMO 遮光の必要な主な消毒剤**
>
> 無水エタノール，エタノール，消毒用エタノール，次亜塩素酸ナトリウム液
> クロルヘキシジングルコン酸塩，ベンゼトニウム塩化物，フタラール，過酢酸等

　特に注意が必要な製剤は，クロルヘキシジングルコン酸塩製剤で，本成分は通常の綿球に吸着し力価が減少する．遮光容器を使用しない場合は黄色く着色するので，調製後速やかに使用する．

　消毒剤含有綿球を院内調製する場合は，滅菌済み綿球ポット等を用い調製し当日中に使い切る．

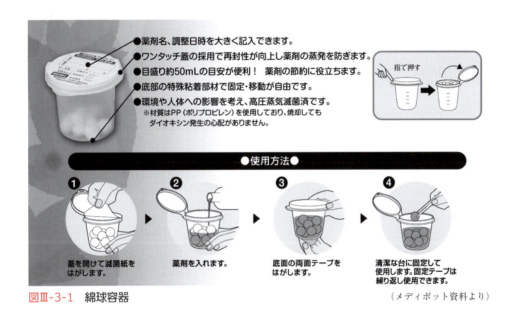

図Ⅲ-3-1　綿球容器

（メディポット資料より）

4 消毒剤の希釈方法

　希釈方法については，消毒剤と用途によって異なるので添付文書を熟読する．例えば，内視鏡消毒用のグルタラールは常水（水道水）で希釈する．無菌製剤の10％ポビドンヨード液を深い創傷に使用するときは，水道水を用いず，生理食塩液又は注射用水で希釈する．希釈にはメスシリンダーを用いる．希釈後の溶液は貯法に従う．

　次亜塩素酸ナトリウム製剤とポビドンヨード製剤は通常のポリエチレン容器は塩素分子・ヨウ素分子を透過させるため，ガラス容器又は高密度ポリエチレン容器を使用する．

（1）希釈の具体例

　消毒剤の希釈の基本原則は用時調製である．調製後はすみやかに使用する．
1）計量にはメスシリンダーを用いる．
2）希釈に用いる水は用途により異なる．
3）滅菌済み消毒剤が必要なときは以下の方法による．

表Ⅲ-4-1　滅菌済み消毒剤の調製

消毒剤	水の種類	調製方法
クロルヘキシジングルコン酸塩 ベンザルコニウム塩化物 ベンゼドニウム塩化物	精製水等	希釈後，高圧蒸気滅菌
ポビドンヨード液	注射用水 生理食塩液 滅菌精製水等 グリセリン*	無菌操作にて調製 （高圧蒸気滅菌してはいけない）

＊グリセリンで希釈する場合は，先にグリセリンを高圧蒸気滅菌しておくか，滅菌済みのグリセリンを使用する．

表Ⅲ-4-2　消毒剤の原液濃度と希釈倍率

消毒剤	原液濃度	2倍	5倍	10倍	20倍	50倍	100倍	200倍	400倍
クロルヘキシジングルコン酸塩	5%	(2.5%) 500 mL 水 500 mL	(1%) 200 mL 水 800 mL	(0.5%) 100 mL 水 900 mL	(0.25%) 50 mL 水 950 mL	(0.1%) 20 mL 水 980 mL	(0.05%) 10 mL 水 990 mL	(0.025%) 5 mL 水 995 mL	(0.0125%) 2.5 mL 水 997.5 mL
クロルヘキシジングルコン酸塩	20%	(10%) 500 mL 水 500 mL	(4%) 200 mL 水 800 mL	(0.2%) 100 mL 水 900 mL	(1%) 50 mL 水 950 mL	(0.4%) 20 mL 水 980 mL	(0.2%) 10 mL 水 990 mL	(0.1%) 5 mL 水 995 mL	(0.05%) 2.5 mL 水 997.5 mL
ベンザルコニウム塩化物	10%	(5%) 500 mL 水 500 mL	(2%) 200 mL 水 800 mL	(1%) 100 mL 水 900 mL	(0.5%) 50 mL 水 950 mL	(0.2%) 20 mL 水 980 mL	(0.1%) 10 mL 水 990 mL	(0.05%) 5 mL 水 995 mL	(0.025%) 2.5 mL 水 997.5 mL
ポビドンヨード	10%	(5%) 500 mL 水 500 mL	(2%) 200 mL 水 800 mL	(1%) 100 mL 水 900 mL	(0.5%) 50 mL 水 950 mL	(0.2%) 20 mL 水 980 mL	(0.1%) 10 mL 水 990 mL	(0.05%) 5 mL 水 995 mL	(0.025%) 2.5 mL 水 997.5 mL
次亜塩素酸ナトリウム	1% 10,000 ppm	(0.5%) 5,000 ppm 500 mL 水 500 mL	(0.2%) 2,000 ppm 200 mL 水 800 mL	(0.1%) 1,000 ppm 100 mL 水 900 mL	(0.05%) 500 ppm 50 mL 水 950 mL	(0.02%) 200 ppm 20 mL 水 980 mL	(0.01%) 100 ppm 10 mL 水 990 mL	(0.005%) 50 ppm 5 mL 水 995 mL	(0.0025%) 25 ppm 2.5 mL 水 997.5 mL
次亜塩素酸ナトリウム	5% 50,000 ppm	(2.5%) 25,000 ppm 500 mL 水 500 mL	(1%) 10,000 ppm 200 mL 水 800 mL	(0.5%) 5,000 ppm 100 mL 水 900 mL	(0.25%) 2,500 ppm 50 mL 水 950 mL	(0.1%) 1,000 ppm 20 mL 水 980 mL	(0.05%) 500 ppm 10 mL 水 990 mL	(0.025%) 250 ppm 5 mL 水 995 mL	(0.0125%) 125 ppm 2.5 mL 水 997.5 mL

4) 含嗽や低リスクに用いる希釈には常水（水道水）でよい．

5) 温度については，化学反応が温度の上昇により促進されるのは周知の事実である．したがって，消毒剤の効力も作用温度に影響される．効力の評価は標準温度（20℃）で行われる．しかし，生体に使用するときは体温と同等のほうが効力は増す．

6) 消毒剤の有効期限は守る．
- 原則は用時調製である．
- 薬剤部等，院内で希釈・調製された消毒剤の有効期限は，力価，無菌性（クリーンベンチ内での調製）の確保等を考慮し，1カ月程度で使用する．

表Ⅲ-4-3　保管に注意を要する消毒剤

遮光が必要な消毒剤	クロルヘキシジングルコン酸塩製剤 ベンゼトニウム塩化物製剤 次亜塩素酸ナトリウム製剤の一部 エタノール類の一部 フタラール 過酢酸	遮光容器は必ずしも茶色ではない．白い遮光容器もある．
有効成分が容器によって不安定となる消毒剤	次亜塩素酸ナトリウム製剤 ポビドンヨード製剤	ガラス瓶か肉厚の高密度ポリエチレン容器等を用いる．

（2）消毒剤希釈液の調製

1）創傷部位に用いる消毒剤希釈液の調製

　創傷消毒等に消毒剤を希釈調製して用いる場合は，汚染事故防止の観点から，滅菌済み製剤が望まれる．希釈には精製水を用い，調製後滅菌処理する．あるいは，実用濃度まで希釈済みの滅菌済み製剤を用いる．

表Ⅲ-4-4　創傷部位に用いる消毒剤希釈液の調製

消毒剤	希釈液	調製法
ベンザルコニウム塩化物 ベンゼドニウム塩化物 クロルヘキシジングルコン酸塩	精製水等	希釈後高圧蒸気滅菌

2）深い創傷に用いる消毒剤希釈液の調製

　深い創傷に用いる場合の消毒剤希釈液の調製は，無菌性とともに体内にて抗原となりうる微小不純物やパイロジェン（発熱性物質）の混入があってはならない．希釈液としては，生理食塩液か注射用水を用い，水道水や精製水は用いない．なお，ポビドンヨード液は高圧蒸気滅菌すると，力価・pHが低下するため，高圧蒸気滅菌は適さない．無菌操作にて調製する．

表Ⅲ-4-5　深い創傷部位に用いる消毒剤希釈液の調製

消毒剤	希釈液	調製法
ポビドンヨード液	注射用水・生理食塩液	高圧蒸気滅菌不可 無菌操作法にて調製する． （クリーンベンチで滅菌済み器材を使用して調製）

MEMO 消毒剤の誤使用の防止

　医療現場における消毒剤の誤使用に伴う事故は，相変わらず発生している．これは，消毒剤の特性や危険性に対する医療従事者の認識の甘さが原因の一部である．消毒剤は正しく使用することで副作用を含めたリスクを減少させることができる．また，診療所や病棟別に消毒剤の使い方が異なる場合もある．そのため，消毒剤の使用目的ごとに消毒剤の種類や調製方法を取り決めておくことが重要である．

MEMO 注射剤との取り違い防止策

　注射器を用いて消毒剤を調製しない．（ピペット・メスシリンダー等の消毒剤専用の調製器具をあらかじめ決めて，使用する．）
　消毒剤の調製場所は，注射剤を取り扱う作業台と共有しないか，同時に行わない．
　無色透明の消毒剤（特に原液）は他の薬剤と誤用するリスクが高い．器具類等の消毒で差し支えない場合は，メチレンブルー等で着色し視覚的に判別できるようにする．
　病棟等での消毒剤の保管場所は注射剤と区別する．

MEMO 消毒剤の種類，調製方法（濃度，滅菌等）の間違い防止策

　消毒剤（特に原液）を分割使用の目的等で，ほかの容器に入れ替えない．
　希釈調製した消毒剤は消毒剤と分かる容器を使用し，直ちに使用する場合でも名称等を記入する．保存する場合は容器にラベル（消毒剤名，濃度，容量，調製日時，使用期限，滅菌済み等）を貼付する．

MEMO その他，副作用防止策

　器具類の消毒か，患者の皮膚の消毒，損傷部位の消毒，粘膜の消毒かなどを区別し，目的に応じた消毒剤の種類と使用方法（濃度，調製方法等）を厳守する．必要に応じて，実用濃度まで希釈されている市販品の導入を検討する．
　適応濃度以外に，界面活性剤含有による刺激の存在も認識し，消毒剤を選択する．
　炎症部位，創傷部位等，生体防御機能が低下している部位への消毒剤使用は，副作用が発現しやすいので，濃度・接触時間等に十分留意する．
　体腔内等，消毒剤の適応が認められていない場合は，安全性が確立していないので使用しない．

> **MEMO　消毒剤の廃棄**
>
> 　消毒剤を環境（主に下水）に放出する場合，環境に影響を与える消毒剤がある．
> 　環境規制は，我が国の場合，都道府県により多少異なり，総量規制と濃度規制の両面がある．
> 　生体の消毒に使用するくらいの量であれば，環境には全く影響がないが，使用されていない消毒剤や，洗浄後不必要となった消毒剤の廃棄には，注意が必要である．
> 　次亜塩素酸ナトリウム・ヨウ素・アルコール類はそのまま廃棄しても環境には影響がほとんどない．
> 　酸性製剤やアルカリ製剤は中和して廃棄する必要がある．ホルマリンは，苛性ソーダ（NaOH）で中和して廃棄する．クロルヘキシジングルコン酸塩等は，回収して焼却処分する．（抗がん剤も同様である．）

IV 生体に対する消毒

　皮膚には，汗腺，毛根，皮膚のくぼみ等があり，常在細菌が形成されバリアーの役割を果たしている．人工的に皮膚を破損させるときは消毒が必要である．異物（留置針，留置カテーテル等）が皮膚に長期にわたって挿入されるときは，皮膚に残存する消毒剤を使用する．一方，口腔内や尿道口には常在細菌が存在しているため，その常在細菌を破綻させないことも重要である．

　創傷は，黄色ブドウ球菌が最初に生息する．慢性化すると，いろいろな病原体が生息する．創傷に一度ブドウ球菌が生着すると，消毒してもブドウ球菌は消失しない．治癒するとブドウ球菌は消失する．感染症状のない創傷は，生理食塩液で洗浄する．

1 注射部位・カテーテル部位・手術部位消毒

(1) 皮膚の構造と皮膚消毒

皮膚には，毛根，汗腺，皮膚のくぼみ等があり，通過病原体と共に常在菌が寄生している．

通過病原体は，洗浄や，アルコール類による洗浄・消毒で，ある程度除去できるが，毛根・汗腺等に潜む常在菌の除去は困難である．

MEMO 通過病原体と常在菌（病原体）

通過病原体	常在菌（病原体）
皮膚角質層の表面細胞の下に生息する．機器を直接触れることにより，手とその環境から菌が容易に手から手へと移動する．	表皮内深く，皮膚の隙間，毛嚢，汗腺，及び爪の中に生息する．これは通常感染を起こさず，除去も容易ではない．
● 直接触れることにより容易に獲得し，移動する．	● 外科手術や侵襲性処置により，常在菌が深部組織に入り込み，感染症を引き起こす．
● 皮膚表面に漫然と付着する．	● 手袋の中の暖かく湿った状態で菌が増殖する．
● 通常，石けんと流水で除去できる．	
● 指先の先端周辺に多い．	
● 重大な交差感染源	

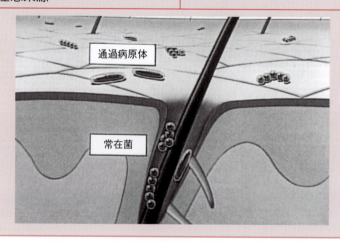

ICHG研究会 & Dr. Yasmin. Drabu and her team 2002

皮膚消毒に用いる綿は，エッジがあり大きな綿を使用する．直接腕の皮膚を実際に擦ってみて少し痛いくらいのものが良い．化学繊維でエッジのないものは不適である．

乾燥した皮膚（皮膚が濡れていると消毒剤が十分に付着しないため注意）に，一番消毒したい部位から，外側に向かって擦るように塗布する．

1回目は広範囲に塗布する．乾燥してから2回目を同様に1回目の範囲を超えないように塗布する．リスクの高い処置の場合は，同様に3回目を塗布する．

塗布直後においては，1回塗布と3回塗布の間には通常有意差はない．しかし時間がかかる手術や消毒効果の持続が必要な処置においては，3回塗布の方が優れる．これは，ペンキ塗りと同様，1回塗布では斑が生じ見た目もお粗末である．毎回乾燥させて3回塗りをしたペンキは，剥がれず長期間風雨に耐える．

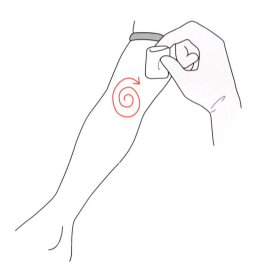 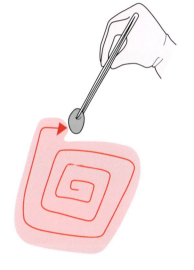

図Ⅳ-1-1　消毒剤の塗布方法　渦巻3回塗布

> **MEMO　1回塗布と3回塗布の差**
>
> 試験方法で，乾いた皮膚に消毒剤を塗布した場合，塗布直後は1回塗布と3回塗布に有意差が生じない．このデータを基に，3回塗布が必要ないとするのは誤りである．
>
> 無菌操作時間が，短時間の場合は，1回塗布で十分であろうが，手術等で時間が長時間に及ぶ場合や，CVカテーテルのように長期間消毒効果が必要な場合は3回塗布を行う．

EU諸国やアメリカ合衆国で使用されている生体消毒剤は，皮膚に残存する消毒剤成分（クロルヘキシジングルコン酸塩等）を含有している．単にアルコール成分だけではない．

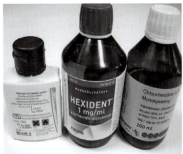

ICHG研究会　2015

マニュアルや文献等の記載上は，アルコール製剤となっているが実際の成分は，クロルヘキシジングルコン酸塩を0.2〜1.0%（2%）含有しているイソプロパノール製剤である．

図Ⅳ-1-2

(2) 留置期間と感染リスク

　皮膚の消毒は一律ではない．消毒する目的により，使用する消毒剤の種類や量，塗布方法・塗布範囲も異なる．皮膚を消毒する薬剤はアルコール製剤が比較的多く使用されている．アルコール製剤の中には，エタノール成分のみの製剤，クロルヘキシジングルコン酸塩が0.2〜1％含有のエタノール製剤，10％ポビドンヨード含有のエタノール製剤等がある．エタノール製剤は水溶液剤に比較して乾燥が速く使用感が良好なため多く使用されている．

　綿球は十分な大きさと消毒剤を十分に含み，皮膚を擦るように塗布を行い少なくとも1分以上は乾かない量を塗布し，消毒剤が溶液の状態で残存することが必要である．綿棒を使用する場合は，同様に綿球部分は大きく同時に棒は強く擦るのに十分な強度が必要である．EU諸国で実際に皮膚の消毒を実演してもらうと，どうしてこんなに大量の消毒剤を広範囲に塗布するのか驚いてしまうほどである．

　一般的に針や異物が長時間留置される場合，手術創等で抜糸まで時間がかかる場合，深部に及ぶ穿刺等は，消毒成分が皮膚に残存する消毒剤を使用する．また，塗布回数も複数回塗布し，塗布範囲も広く取ることが必要である．

MEMO　皮膚消毒の程度

	使用する消毒剤・塗布方法	備考
インスリン自己注射	消毒用エタノール	特に消毒しなくても問題ない．
ワンショット静脈採血	消毒用エタノール	
末梢注射・筋肉内注射	消毒用エタノール	
末梢留置針	皮膚に残存する消毒剤	
血液培養採取時	皮膚に残存する消毒剤	場合によっては2回塗布
成分献血	消毒用エタノールで清拭後 皮膚に残存する消毒剤	空調にも注意が必要
腰椎穿刺	消毒用エタノールで清拭後 皮膚に残存する消毒剤	手術室又は手術室に準じた空調設備のある処置室等で施行
CVカテーテル留置時	皮膚に残存する消毒剤 渦巻き3回塗布	手術室又は手術室に準じた空調設備のある処置室等で施行
手術時（消化器外科等の十分な血流が確保できる手術）	皮膚に残存する消毒剤 渦巻き3回塗布	手術室で施行
手術時（整形外科，胸部外科等の無菌手術）	皮膚に残存する消毒剤 渦巻き3回塗布	手術室で施行

皮膚に残存する消毒剤：クロルヘキシジングルコン酸塩含有製剤・ポビドンヨード製剤　等

2 粘膜の消毒

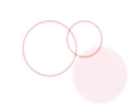

　粘膜は，皮膚と共に我々ヒトにとって病原体の侵入を防ぐバリアーの役目を果たしている．外界と接する粘膜（口腔・鼻腔・尿道口・腟等）は一般に常在細菌叢を形成しており，病原体が粘膜から侵入するのを阻止している．粘膜は，容易に感染が成立しないような防御機能を備えている．

　したがって，粘膜の防御機能を維持する必要があり，消毒よりも洗浄・清拭に重点を置くことが必要となる．

　洗浄には一般的に生理食塩液（傷のない粘膜には常水で可）を使用する．感染兆候が明らかな場合は消毒してもよい．消毒後に生理食塩液を用いて洗浄を行う．粘膜は皮膚と異なり毛根や汗腺等が存在しないので，消毒剤成分を残存させる必要もない．また，消毒剤には選択毒性はなく非特異的作用を示すため，間違った消毒剤の使用は好中球や繊維芽細胞，創傷治癒因子をも破壊するなど，かえって生体に有害事象を起こしかねない．消毒剤を使用する場合は添付文書を熟読し，対象の粘膜部位に適応のある消毒剤を使用する．

3 創傷部位の消毒

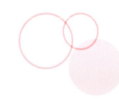

　創傷は，バリアーが破損した状態，直接バリアーのない組織が露出している．

　フイルムドレッシング材等（医療器具承認）で皮膚の代用を作ると感染せずに早く創傷が治癒する．ガーゼドレッシングは，滲出液の多いときには有効である．

　創傷に嫌気性菌（ガス壊疽菌・破傷風菌）等を閉じ込めると厄介である．

　新鮮外傷や，感染症状のある創傷は，適応症のある消毒剤で，適応の範囲内で使用上の注意事項を熟知して使用する．消毒剤使用後は消毒剤が残存しないように生理食塩液で洗浄する．

4 体腔内の消毒禁止

　体腔内はバリアーのない組織が直接露出しており，これは皮膚でもなければ粘膜でもない．消毒剤は接している表面だけを消毒するので，組織内部には浸透していかない．消毒剤によってはショックを起こしたり，洗浄剤が含有されているものでは洗浄剤が毒性を示すなど，抗菌薬とは違い選択毒性がなく非特異性に作用するため，生体にとっての有害事象を引き起こしかねない．したがって，体腔内の消毒は禁忌である．

　このため体腔内では消毒ではなく洗浄を主に考える．この場合の洗浄には生理食塩液を使用する．理由は，体腔内の大きな異物は吸収されることなく異物として排出されるが，小さな異物はリンパ系から血管に入るからである．0.2μm以下の異物は，生体の毛細管・脳血管・肺動脈を通過できるが，0.2μmを超える微細粒子は通過できず血栓を生じ生命に危険を及ぼす．表IV-4-1に医療に供される「水」の種類を示す．

　注射用水や生理食塩液は0.22μmのマイクロフィルターで超ろ過してある．深い創傷は体腔内であると考えられるので，その洗浄には生理食塩液を使用する．一方，表層の創傷は常水（飲料水）で洗浄して差し支えない．

> **MEMO　0.2の法則**
> - 0.2μm程度以下の異物は，生体の毛細管・脳血管・肺動脈を通過できるが，0.22μmを超える微細粒子は通過できず血栓を生じ命の問題を引き起こす．
> - 注射用水・生理食塩液は，0.22μmのマイクロフィルターで超ろ過してある．
> - 注射剤の調製には，0.22μmのマイクロフィルターで超ろ過されている注射用水を用いて調製する．
> - 深い創傷の洗浄には，生理食塩液を使用する．
> - 尿道留置カテーテルのバルーンに入れる水は，注射用水を使用する．
> - 深い創傷を洗浄する場合は，必ず大量の生理食塩液を使用する．
> - 大きなゴミは，吸収されることなく異物として排出されるが，小さな異物は，リンパ系から血管に入る可能性がある．
>
> 表層の創傷は常水（飲料水）で洗浄して差し支えない．

表Ⅳ-4-1　医療に供される水の種類

	製法等	主な用途	局方収載	無菌製剤
常水	通例，水道水及び井戸水を指す．	調剤用水，洗浄用水，飲料水 等	○	—
精製水	「常水」を蒸留，イオン交換，超ろ過又はそれらの組合せにより精製した水．細菌による汚染に注意して用いること．	製剤原料 等	○	—
滅菌精製水	「精製水」を滅菌したもの．	点眼剤等の調製水 等 滅菌ではあるが，発熱性物質を含有するおそれがあるため，注射剤の調製に用いない．	○	—
滅菌水	「常水」を滅菌したもの．	調剤用水，洗浄用水 発熱性物質を含有するおそれがある．	—	—
注射用水	「常水」又は「精製水」の蒸留，又は「精製水」の超ろ過により注射剤の調製に用いるもの，又はこれを容器に入れて滅菌したもの．超ろ過を用いる場合は，微生物の膜透過に注意する．	注射剤の調製	○	○
注射用蒸留水	「常水」又は「精製水」を蒸留した場合，注射用水の別名として，「注射用蒸留水」と表示できる．	上に同じ．	—	○
生理食塩液	塩化ナトリウム（0.85～0.95 W/V%）と注射用水を注射剤の製法により製したもの．保存剤を含まない．	注射剤の調製 生体内の無菌・等張の洗浄用水	○	○

無菌製剤：無菌調製をして，無菌試験に合格した製剤

5 手洗い

　手洗いは，簡単なようで難しい．わが国で交差感染予防対策のための手洗いの必要性が示されたのは，1993年頃で，それまでは手洗いの方法や，洗い残しの検証といった項目はなかった．手洗いも基礎を習得しないと正しい手洗いができない．また設備面でもわが国では「手は手洗い専用の洗面台で洗う．」といった習慣もなかった．本稿では，手洗いの設備並びに基礎的要件を記載する．

表Ⅳ-5-1　手指衛生 Hand Hygiene の定義

手指衛生とは以下の総称である． 手洗い 　　流水と液体石けん 　　流水と消毒剤スクラブ 速乾性すり込み式手指消毒剤による手洗い 　　エタノール成分のみの製剤 　　残存する消毒剤を含むエタノール製剤 手指の十分な乾燥 手指のケア 手袋の適切な使用 手洗いに関する教育活動等

「手指衛生」は名詞形として使用される．「手洗い」は名詞形及び動詞形として使用される．したがって，手を洗う動作を表す時は「手洗い（動詞形）」を使用する．英語では「Hand Washing」が使用されている．

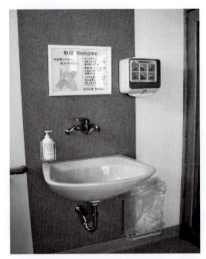

（ポポロの杜　出石）

(1) 手洗いの種類

医療機関における手洗いは3種類ある.

表Ⅳ-5-2　手洗いの種類

手洗いの種類	手洗いの目的	使用する石けん・薬剤等
日常手洗い Social Hand Washing	通常の交差感染予防時	流水と液体石けん 又はアルコール製剤
衛生的手洗い Hygienic Hand Washing	無菌操作時等	流水と消毒剤スクラブ 又は残存する消毒成分含有のアルコール製剤
手術時手洗い Surgical Hand Washing	手術時等	流水と消毒剤スクラブ 又は残存する消毒成分含有のアルコール製剤

注意：
1, 見た目に手が汚れているときは, 流水と液体石けんで手を洗う. 洗った手はペーパータオル等を用いて手を十分に乾燥させる.
2, 流水を用いて手洗い後アルコール製剤を使用するときは, 手を十分に乾燥させてから行う.
3, アルコール製剤は, 消毒剤成分が皮膚に残存する, しないの2種類を使い分ける.
4, 爪等に汚染がある場合や手術時手洗い・厨房等での手洗いでは状況に応じてネイルブラシ等を使用する.

COLUMN

健康とは

世界保健機関憲章前文（日本WHO協会仮訳）

Health is a state of complete physical, mental and social well-being and not merely the absence of disease or infirmity.

健康とは、病気ではないとか, 弱っていないということではなく, 肉体的にも, 精神的にも, そして社会的にも, すべてが満たされた状態にあることをいう.

日本WHO協会ホームページより

（2）手洗いの手順

　ここで大切なのは，手洗いの手順（6コマ）である．この6コマを正確に実施すれば手洗いミスは生じにくいが，自己流に洗うとどんなに時間をかけても手洗いミスが発生する．
　左右の手について行うので，実際には12の操作になる．この操作が身についていることが必要である．

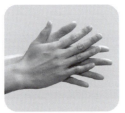
1. 手掌を合わせて洗う．

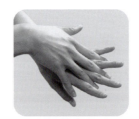
2. 手の甲を伸ばすように洗う．

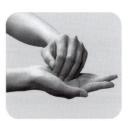
3. 指先，爪先の内側を洗う．

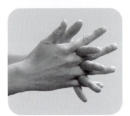
4. 指のあいだを洗う．

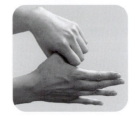
5. 親指と手掌をねじり洗いする．

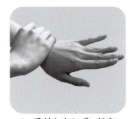
6. 手首も忘れずに洗う．

手洗い後は手を十分に乾燥させる．

図Ⅳ-5-1　手洗いの手順

（Meiji Seika ファルマ（株）より）

（3）手洗いミスの生じやすい点

　手洗いは漫然と行っていると，不十分な部分がわからないままになる場合が多い．手洗いミスの発生しやすい箇所として，指先・指の間・手首・親指の付け根があげられる．（図Ⅳ-5-2）指輪や腕時計は外す．蛍光塗料とブラックライトを用いて，各人が手洗いミスの発生しやすい部分を確認し，意識をして手洗いを行う習慣をつける．

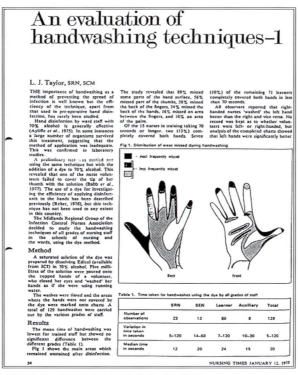

図Ⅳ-5-2　手洗いミスの生じやすい部分
(Taylor, L. J. Nursing Times, 74(2)-54-55, 1978.)

(4) 日常手洗いの意義，タイミング

　日常手洗いは，流水と液体石けんにより行う手洗いである．手の表面の通過病原体(p68：MEMO参照)を除去することが目的である．目に見える汚れや有機物の除去が可能なため日常業務全般時に実施する．通常の交差感染の予防は，日常手洗いが十分に行われていることが重要であり，すべての手洗いの基本となる．

> **MEMO　日常手洗いのタイミング**
> - 業務開始時・終了時
> - 食事の前
> - 見た目に手が汚れているとき
> - 無菌操作を伴わない通常の診察や介助の前後
> - 一般清掃の後
> - 手袋を外したとき
> - トイレの後
> - その他(鼻をかんだ後，迷ったとき等)
>
> 手洗いをすべきかどうか迷ったときは，手を洗う習慣を身につける．

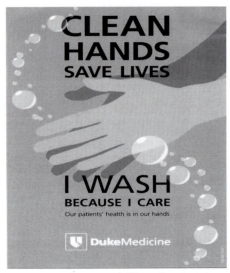

図Ⅳ-5-3 デューク大学メディカルセンターの手洗いポスター

(5) 衛生的手洗いの意義，タイミング

　衛生的手洗いは，流水と消毒剤スクラブによる手洗い又は，皮膚に残存する消毒剤成分を含有する速乾性すり込み式手指消毒剤を用いて行う手洗いである．手の表面の通過病原体，及び毛根や汗腺の常在菌の一部を除去する目的で行われる．主に無菌操作時等に実施する．汚れの程度が大きい場合は，まず流水と液体石けんにより汚れを落とすことが原則である．

　衛生的手洗いの場合の速乾性すり込み式手指消毒剤は残存する消毒剤成分を含む製剤を3～5mL使用する．

> **MEMO　衛生的手洗いのタイミング**
> - 無菌操作の前後
> - 血液・体液・排泄物等で汚染された器具・器械を取り扱ったあと
> - 血液・体液・排泄物等で汚染されたリネンを取り扱ったあと
> - 予防隔離室（ICU，NICU等）・感染源隔離室の入退出時等

> **MEMO　流水と消毒剤を使用する手洗いに用いる消毒剤**
> 7.5%ポビドンヨードスクラブ（イソジン®スクラブ）
> 4%クロルヘキシジングルコン酸塩スクラブ（ヒビスクラブ®）等

> **MEMO　WHO（世界保健機関）が推奨している手洗いのタイミング**
>
> 　WHOでは，病院において，医療従事者の手洗いのタイミングを5モーメントとして推奨している．これら手洗いは，通常は「should」で感染源隔離を行った場合等は「must」になる．また流水と液体石けんか速乾性すり込み式手指消毒剤を使用するかは記載されていない．5モーメントの1～5，に関しては，正確に覚える必要がある．病室の入出時ではなく，患者・患者環境に触れる場合である．
>
> 1，患者に接する前
> 2，無菌操作の前
> 3，体液等に触れるリスクの後
> 4，患者から離れるとき
> 5，患者環境に触れたあと

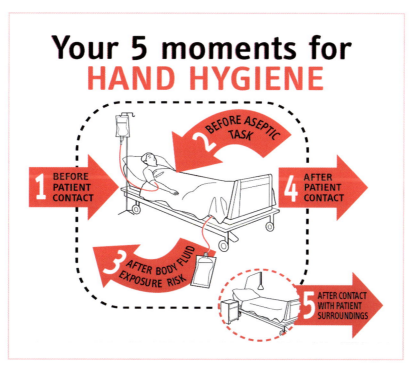

図Ⅳ-5-4　手洗いの5場面

（世界保健機関（WHO）資料より）

（6）速乾性すり込み式手指消毒剤の意義，実施条件

　医療現場では，**表Ⅳ-5-3**，**図Ⅳ-5-5**に示す速乾性すり込み式手指消毒剤（エタノール含有消毒剤）が繁用されている．本剤は，消毒用エタノール成分だけのものと，消毒剤成分とエタノールの配合剤で，溶剤であるエタノールの蒸発後，配合された消毒剤の成分が手に残存し，ごく短時間，消毒剤の有効成分の持続効果が期待できる製剤がある．

　なお，本剤は，流水と液体石けんによる手洗いの代替方法ではない．したがって，本剤を正しく使用するためには，流水と液体石けんによる手洗い後，又は手が有機物で汚染されていない場合に，手が十分に乾燥している状態で使用することが条件となる．その理由は，手が濡れたままで使用すると，消毒剤の濃度が薄められて十分な効果が得られないためである．

　速乾性すり込み式手指消毒剤の使用方法は，指先の爪の間から手首まで手指全体を濡らすのに十分な量（約3mL）を手に取り，手洗いの手順に従って摩擦熱が出るまでよくすり込む．（**図Ⅳ-5-6**）よくこすり合わせることによって，消毒剤が角質層の中まで浸透し，消毒剤が乾燥するまでに2〜3分を要する結果，消毒の3要素（濃度，時間，温度）を満たすことができる．

　速乾性すり込み式手指消毒剤の十分な量は，ドイツでは1回使用量が3〜5mLと量が多い．

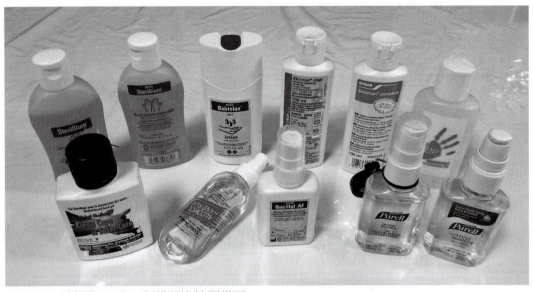

図Ⅳ-5-5　速乾性すり込み式手指消毒剤（携帯用）

表Ⅳ-5-3 速乾性すり込み式手指消毒剤（エタノール含有消毒剤）の種類と消毒効果

主な販売名	エタノールによる消毒効果	エタノール蒸発後の残存効果※
消毒用エタプラス®	○	×
ウエルパス®	○	○ 残存する消毒剤：ベンザルコニウム塩化物
ヒビソフト®	○	○ 残存する消毒剤：クロルヘキシジングルコン酸塩
イソジン®パーム	○	○ 残存する消毒剤：ポビドンヨード

※速乾性すり込み式手指消毒剤の消毒効果は，溶剤であるエタノールが蒸発した後に手指に残存する有効成分（消毒剤）の種類により異なる．

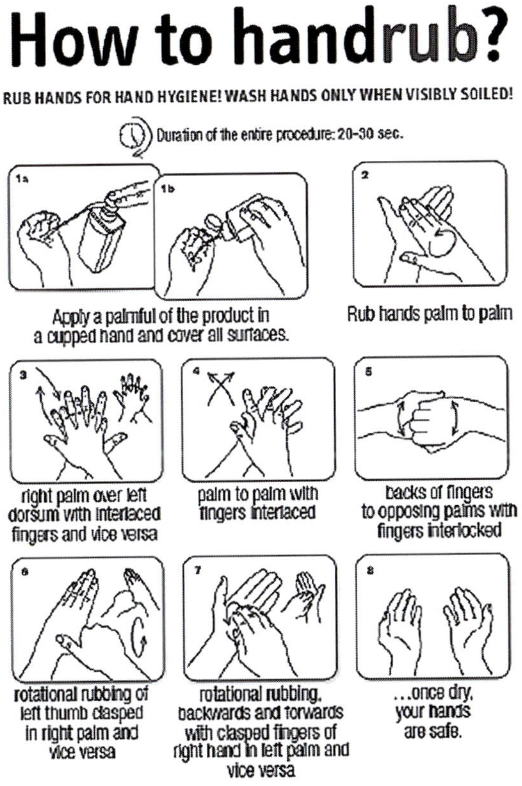

How to handrub?
RUB HANDS FOR HAND HYGIENE! WASH HANDS ONLY WHEN VISIBLY SOILED!

Duration of the entire procedure: 20-30 sec.

1a/1b. Apply a palmful of the product in a cupped hand and cover all surfaces.
2. Rub hands palm to palm
3. right palm over left dorsum with interlaced fingers and vice versa
4. palm to palm with fingers interlaced
5. backs of fingers to opposing palms with fingers interlocked
6. rotational rubbing of left thumb clasped in right palm and vice versa
7. rotational rubbing, backwards and forwards with clasped fingers of right hand in left palm and vice versa
8. ...once dry, your hands are safe.

すり込み式手指消毒のやりかたは？
手指にすり込む．目に見える汚れがあるときは手洗いをする！
全体で20-30秒

1a/1b. 丸くした手掌に十分な量をとり，くまなくすべての表面にゆきわたらせる．
2. 手掌どうしをこする．
3. 左手背の上に右手掌を重ね指の間をこする．（反対側も）
4. 両方の手掌を合わせ，指の間もこする．
5. 全体に指を曲げ，反対の手掌で指の背側をこする．
6. 左手の親指を右手で包み込み回転させながらこする（反対側も）
7. 左手掌を右手の指で前後に回転するようにこする（反対側も）
8. 乾けば手は安全となる．

図Ⅳ-5-6 速乾性すり込み式手指消毒剤の使用方法

（世界保健機関（WHO）資料より）

MEMO 速乾性すり込み式手指消毒剤の使用条件

- 流水と液体石けんによる手洗い後，手が十分に乾燥している状態
- 手が有機物で汚染されていない状態で，手が十分に乾燥している状態
- 見た目に手が汚れていない状態

> **COLUMN** **温度チェックの方法**
>
> 使用する温度計は，取引証明付のキャリブレーション（校正）を行ったものを使用する．使用直前に温度が十分に上がったと考えられるときに行う．
>
> 温度測定の方法
>
> ①熱源から遠い任意の2個を保温トレイ（発泡スチロール製の板でもよい）に置く．
> ②すばやく温度計のプローブを中心位置に差し込み1分間測定する．
> ③それぞれ2個の平均温度を記録表に毎日記載する．
>
> 温度計のキャリブレーション（温度計は正しいか？）
>
> 氷水によるキャリブレーション：
> ①ホットコーヒー用の保温コップに小さな氷を8分目程度入れ，水を注ぎ，かき混ぜる．
> ②温度計を氷水内に差込み，1分程度放置する．
> ③温度計の表示温度を読み取る．-2～2℃を示していることを確認する．
>
> 沸騰水によるキャリブレーション：
> ①水を沸騰させる．
> ②沸騰している熱湯に温度計を差込み，1分程度放置する．
> ③温度計の表示温度を読み取る．98～102℃を示していることを確認する．ただし，沸点は海抜が100m上昇するごとに1℃下がるので，地域によっては補正する．
>
> （Food Safety-University of Nebraska Cooperative Extension より抜粋）
>
>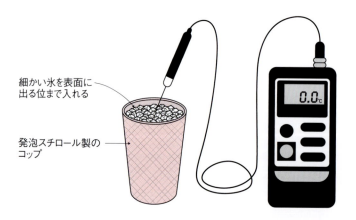
>
> 細かい氷を表面に出る位まで入れる
> 発泡スチロール製のコップ
>
> 本来，器械類や温度計は定期的にキャリブレーション（校正）されている必要がある．ここでは，スタッフが定期的に行う必要があるキャリブレーションの方法を示す．それ以外の他の機器については，スタッフ自身がキャリブレーションを行うことが困難な機器であるので，専門業者による定期的なメンテナンスを行う．

V

器具・器械に対する滅菌・消毒・洗浄

1 内視鏡の消毒

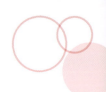

　内視鏡は，熱に弱い・高価である・構造が複雑であるなどの理由と作業者の安全面から，自動洗浄機を用いた内視鏡専用の消毒剤による消毒（尿路内視鏡等は滅菌）が基本となる．理由として，洗浄・消毒効果の均一化，人体への消毒剤暴露防止，作業量を軽減するなどの観点からである．内視鏡を介して病原体（ウイルス・細菌・原虫等）の感染が報告されている．その多くは内視鏡及び鉗子等，付属器具の不適切な洗浄と消毒により発生している．ヘリコバクターピロリ等の内視鏡検査後の感染は，この典型例である．気管支洗浄液で抗酸菌染色が陽性となることがある．これは水道水中又は自動洗浄機内の非結核性抗酸菌による偽陽性であり，注意が必要である．適切な洗浄・消毒がこれらの汚染を防ぐ．

（1）軟性内視鏡の消毒

　軟性内視鏡とは，食道胃内視鏡，十二指腸用内視鏡，大腸内視鏡，気管支内視鏡等の軸が柔軟に動くものを軟性内視鏡（Flexible Endoscopes）と総称する．使用後の内視鏡は，血液・体液・分泌液・排泄物・組織等の有機物で汚染している．通常，再使用に当たっては，これらの有機物に付着した病原体が死滅・不活化・除去されていなければならない．この目的で消毒剤が使用されるが，消毒剤の効果が十分に発揮されるためには，内視鏡に付着した汚れ（有機物等）を十分に除去しておくことが重要となる．すなわち，消毒前に洗浄であり，洗浄剤等とブラシ等による機械的洗浄をすることである．この機械的洗浄を消毒よりも優先する．

　現在わが国で使用可能な内視鏡専用消毒剤は，グルタラール・フタラール・過酢酸である．ただし，これらはいずれも人体に有毒であり，変異原性もあり，直接粘膜に触れたり，蒸気を吸わないような環境（十分な換気）が重要である．洗浄・消毒時には，手袋・サージカルマスク・プラスチックエプロン等の防御具を着用し実施する．

　自動洗浄機を使用する場合，自動洗浄前にブラシによる機械的洗浄は，自動洗浄機にとって代わるものではない．必ず，内視鏡の細孔（チャンネル：吸引チャンネル，送気送水チャンネル及び生検チャンネル）は，洗浄剤等とブラシで汚染を除去する．使用するブラシは，使い古したものではなく，エッジがあり毛先がしっかりしている，軸部に破損や屈曲のないものを使用する．

　ブラッシングを行ったとき，チャンネル先端から出たブラシに汚れ（血液・粘液等）が付着していないことを目視で確認する．汚れが落ちていない場合は，落ちるまで丁寧にブラッシングを行う．

グルタラール等の消毒剤で適切に処理された内視鏡での感染事故の報告はない．

電解酸性水等，器具の消毒剤として認可されていないものは使用しない．医薬品医療機器法においては，生体に直接触れる器具を消毒する場合は医薬品を使用しなければならないと規定している．

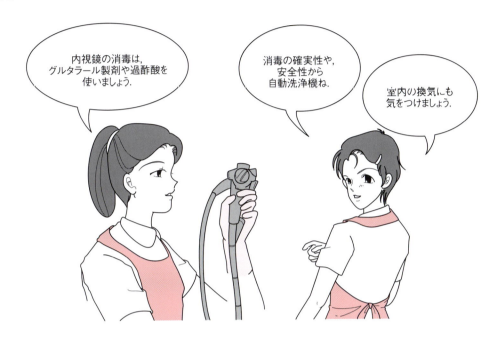

◇**内視鏡の一般的な洗浄・消毒・保管の実際**

・**酵素洗浄剤とブラシによる機械的洗浄を必ず実施する**．

　これが不十分だとグルタラール等の消毒剤が内視鏡の内腔に付着している有機物（たん白質）を凝固させる．この中に病原体が取り込まれていると，病原体は死滅・不活化せず，次の患者への感染を引き起こすことになる．

・**消毒剤の濃度チェックを行う**．

　自動洗浄機では，使用頻度とともに消毒剤が希釈されて濃度が低下していく．消毒効果を確実にするためには，濃度測定用の試験紙を使用する．

・**消毒後は十分量の流水又は滅菌水**で洗浄する．（ただし，気管支鏡は滅菌水を使用する．）

・**内腔の乾燥も重要である**．

　70 vol％以上のアルコール類（消毒用エタノール又は，イソプロパノール）の吸引とその後の強制送気による内腔の乾燥は必須である．

・**消毒済みの内視鏡は，垂直に垂らした状態で**，湿度の低い場所で汚染を受けないように専用棚等に保管する．（保管有効期限の目安は7日間である．）

・**内視鏡自動洗浄機**

　医療従事者の安全性を確保するために，自動洗浄機を使用する．グルタラール等は人体に有害，空気より重いことを考慮して，十分な換気設備のある場所に設置し，内視鏡検査を実施する部屋とは別にする．また，気管支鏡に対する最後の洗浄水は，滅菌水を使用する（水道水の抗酸菌汚染を防ぐため）．

・付属品の取り扱い

ア）送水ボトル内の水は患者の粘膜へ接触するので，滅菌水を使用する．ボトル内部及び接続チューブは，滅菌又は消毒が必要である．具体的には，2%グルタラール液で20分浸漬後，滅菌水で十分洗浄して乾燥させる．

イ）生検鉗子や細胞診用ブラシは粘膜バリアーを通過するため，機械的洗浄後の滅菌が必要である．単回使用製品（ディスポーザブル）もある．

ウ）マウスピース等も十分に洗浄後に乾燥させる．（ディスポーザブルがベスト）

エ）その他の器具で無菌の体腔内組織に挿入されるものは，使用ごとに滅菌又は単回使用器具を使用する．

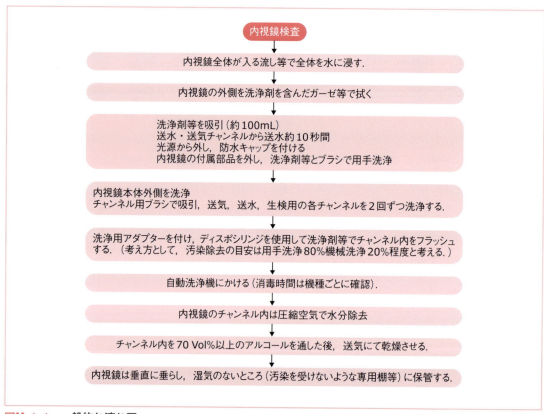

図V-1-1　一般的な流れ図

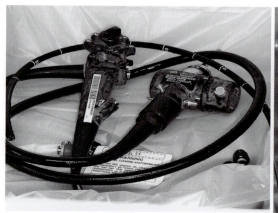
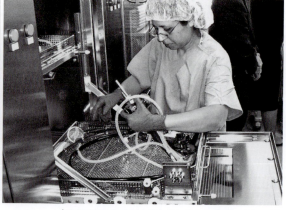

（アカデミックメディカルセンター　AMC　オランダ）

(2) 硬性内視鏡の滅菌・消毒

　硬性内視鏡とは，膀胱鏡，腹腔鏡や胸腔鏡等，軸が金属等で造られ，柔軟性のない構造になっているものをさす．切除用の内視鏡，関節鏡，腹腔鏡，膀胱鏡等がある．これらは，光学系装置と器具本体とに分けられる．

◇消毒前の機械的洗浄の重要性

　軟性内視鏡と全く同じである．硬性内視鏡は内腔，連結部等が複雑な構造になっているので，細かな部分まで徹底的に洗浄して，血液・体液・組織片等が残存しないようにすることが重要である．器具は解体して付属装置を洗浄剤等に浸漬後に十分な洗浄を行う．内腔洗浄には機械的洗浄に加え，超音波洗浄や水圧によるフラッシュも有効である．ただし，洗浄の際に飛沫やエアロゾルが発生する危険性のある場合は，サージカルマスク，ゴーグル等の防御具を使用する．内腔を有効に洗浄できないものは使用しない．

◇内視鏡の一般的な洗浄・消毒・滅菌の実際

　硬性内視鏡は無菌の体腔内へ挿入されるため，滅菌レベルを必要とする．まず自動洗浄・熱湯消毒装置（ウォッシャーディスインフェクター）等で洗浄と消毒を一度に行い，血液や体液が乾燥する前に汚れを十分に洗い流す．硬性内視鏡は，分解可能かつオートクレーブ可能であることが重要で，分解された器具・部品が高圧蒸気滅菌（オートクレーブ）可能かどうかを取扱説明書等で確認する．消毒剤を使用する場合は，2％グルタラール液等に3～10時間の浸漬後，滅菌水で十分に洗浄して使用する．一方，光学系の部分は滅菌処理が不可能な場合は，手術中は単回使用のドレープ等で覆って使用する．

2 器具・器械に対する具体的対応

　熱をかけられるもの（耐熱性の器具・機械類）であれば，熱（温湯・熱湯）消毒が基本となる．実際に現場では多種多様な器具・機械類が使用されている．これらの消毒を考える際，使用目的がはっきりしていれば滅菌・消毒・洗浄のレベルが決まる．これを基本とし，それぞれの器具・機械類の具体的消毒方法を述べる．

　汚染された器具・機械類は，患者，医療従事者への感染リスクに応じた汚染除去の方法を選択することが必要である．汚染されたものは，まず一次処理をし，その後に最終処理をする．

　一次処理とは，健常者が直接手などで触れても感染を起こさないレベルまで汚染を除去，又は封入して処理することである．その方法は，水による洗浄及び乾燥，あるいは袋・容器などに封入することである．**最終処理**とは，使用目的にあったレベル（滅菌，消毒，洗浄）まで処理することである．

　どのレベルまで処理するかは，誰に使用したものだから，どこに使用したものだから滅菌・消毒・洗浄するのではなく，次にどこに使用するものであるかによって区分する．その際，器具・機械類の材質，人体への安全性，経済性を考慮する．

表V-2-1　感染リスクと処理レベル

感染リスク	処理レベル	器具・機械及び環境
高リスク	滅菌	手術用器具類，硬性内視鏡，等
中間リスク	消毒	消化器内視鏡，体温計，アンビューバック，等
低リスク	洗浄及び乾燥	膿盆（ガーグルベイスン），洗い桶，手すり・ドアノブ，等　直接手指が触れるもの，場所，等
最小リスク	洗浄及び乾燥	床，壁，天井等人の手が直接触れない場所

表V-2-2 器具・機械類の最終処理の基本的な考え方

最終処理のレベル	器具・機械類の材質	最終処理の方法
滅菌	耐熱性	熱による滅菌 　高圧蒸気滅菌 　乾熱滅菌
滅菌	非耐熱性	化学的滅菌 　低温蒸気ホルムアルデヒド滅菌 　低温プラズマ滅菌 　エチレンオキサイドガス（EOG）滅菌等 　（EU諸国ではEOG滅菌は個別病院での使用は禁止されている．） 放射線滅菌 　放射線滅菌は一度に大量に処理できるため，製造会社等では有効に活用できるが，設備が大きく個別病院では不向きである．
消毒	耐熱性	熱による消毒 　温湯・熱湯による消毒
消毒	非耐熱性	消毒剤による消毒 　器具・機械類の材質と対象微生物に配慮する．

> **MEMO　滅菌するか消毒するかの合理性**
>
> 消毒レベルでよい器具・機械類に対しても，保管時に包装されていた方がよい場合など，処理・保管・運用上高圧蒸気滅菌（オートクレーブ）処理した方が便利な場合もある．それぞれの医療機関で合理的な方法を選択する．
>
> 高圧蒸気滅菌（オートクレーブ）は大量一括処理ができ，経済的で環境に対する負荷もない．（薬剤が残存しない．）

表V-2-3 器具・機械類に使用できる主な消毒剤と濃度

次亜塩素酸ナトリウム液	0.02〜0.05%（200〜500 ppm）
クロルヘキシジングルコン酸塩	0.1〜0.5%
ベンザルコニウム塩化物	0.1%
アルキルジアミノエチルグリシン塩酸塩	0.05〜0.2%（結核領域0.2〜0.5%）
アルコール類	日局消毒用エタノール76.9〜81.4 vol% イソプロパノール70 vol% 消毒用配合アルコール

人体に直接使用する使用する器具類の消毒には医療用医薬品を使用する．環境に使用する場合は雑貨を使用する．

器具，機械類の具体的対策

アンビューバック 消毒

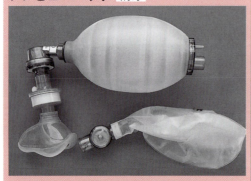

ディスポーザブル製品を優先して使用する

洗浄 ➡ 消毒 ➡ 乾燥

- 洗浄
  弁を取り外し，中まで十分に洗浄する．
- 消毒
  温湯・熱湯で消毒する．自動洗浄消毒装置を用いても良い．
  消毒剤による消毒（次亜塩素酸ナトリウム液等）
- 乾燥
  十分に時間をかけて中まで乾燥させる．
- そのほか
  オートクレーブ可能な製品もある．

エアウェイ 消毒

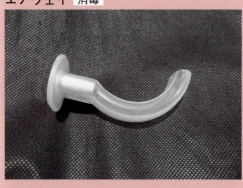

ディスポーザブル製品を優先して使用する

洗浄 ➡ 消毒 ➡ 乾燥

- 洗浄
  中腔の汚れを十分に洗浄する．
- 消毒
  温湯・熱湯で消毒する．自動洗浄消毒装置を用いても良い．
  消毒剤による消毒（次亜塩素酸ナトリウム液等）
- 乾燥
  十分に時間をかけて中まで乾燥させる．
- そのほか
  ディスポーザブル製品もある．

X線装置 清拭

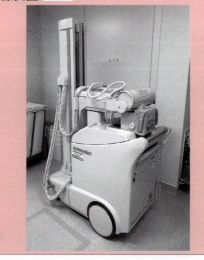

清拭 ➡ 乾燥

- 清拭
  必要に応じて清拭する．
  皮膚落屑物の多い患者が使用したカセットの場合はアルコールで清拭する．

2 器具・器械に対する具体的対応

膿盆（ガーグルベース） 洗浄

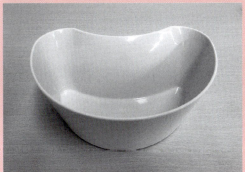

洗浄 ➡ 乾燥

● 洗浄
微温湯と洗剤で洗浄する．
血液等で汚染された場合やこびり付きがある場合は，次亜塩素酸ナトリウム液で消毒する．
● その他
ベットパンウォッシャーを使用する．

花瓶 洗浄

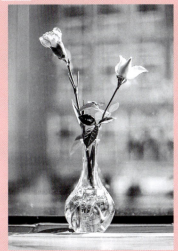

洗浄 ➡ 乾燥

● 洗浄
ぬめりを十分にとるよう毎日洗浄し水を入れ替える．
● 乾燥
洗浄後外側の水分を拭き取って乾燥させる．
● その他
洗いやすい形状のものを使用する．

気管カニューレ 滅菌

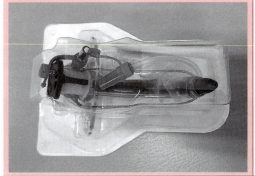

ディスポーザブル製品を優先して使用する．

洗浄 ➡ 乾燥 ➡ 滅菌

● 洗浄
内筒，外筒の汚れを十分に洗浄する．
● 滅菌
高圧蒸気滅菌（金属）
ガス滅菌法等（非耐熱性：シリコン等）

吸引瓶 洗浄又は消毒 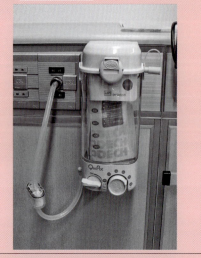	洗浄 ➡ (消毒) ➡ 乾燥 ● 洗浄 中身を捨てて十分に洗浄，場合によっては温湯と洗剤を使用する． 通常，洗浄と乾燥で十分である． ● 消毒 温湯・熱湯で消毒する． 消毒剤（次亜塩素酸ナトリウム液等） ● その他 1日1～2回洗浄する． ディスポーザブル製品もある．
吸入器 消毒 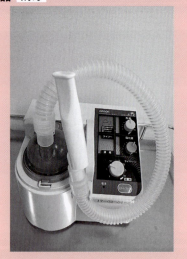	洗浄 ➡ 乾燥 　↘ 消毒 ↗ 薬液カップ ● 洗浄 薬液等を捨て洗浄する． ● 消毒 次亜塩素酸ナトリウム液 ジャバラ ● 洗浄 内腔を十分に洗浄・乾燥する． ● 消毒 温湯・熱湯で洗浄する． 消毒剤（次亜塩素酸ナトリウム液等） ● 乾燥 よく振って，水分を除去する． **本体　水槽** ● 洗浄・乾燥 使用しないときは水を抜いて乾燥させておく．
保育器 インキュベーター （クベース） 消毒 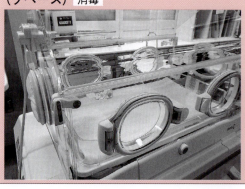	消毒 ➡ 乾燥 ● 消毒 湿式クロスにて，ほこりを十分に除去し，乾燥後，消毒する． 消毒剤 プラスチック部：次亜塩素酸ナトリウム液 金属部：消毒用エタノール ● その他 手を挿入する部分を常に乾燥させておく． 加湿装置のファン等も分解してていねいに洗浄・消毒する．

2 器具・器械に対する具体的対応

経管栄養関連器 消毒 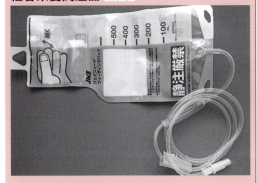	ディスポーザブル製品を優先して使用する． 洗浄➡消毒➡乾燥 ● 洗浄 　ラインは洗浄しにくいので毎回交換する． 　ボトル部は内容物を十分に洗浄除去する． ● 消毒 　温湯・熱湯消毒 　消毒剤による消毒（次亜塩素酸ナトリウム液） ● 乾燥 　十分に乾燥させる． 　乾燥が十分にできないときは次亜塩素酸ナトリウム液に浸漬しておく．
血圧計 洗浄又は消毒 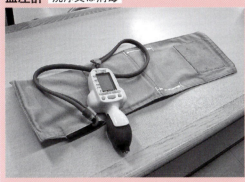	洗浄➡(消毒)➡乾燥 マンシェット ● 洗浄 　洗剤にて洗浄し乾燥させる． ● その他 　感染源隔離室で使用するものはディスポーザブル製品を使用する． 　消毒・清拭できるものを使用する． 　ディスポーザブルのマンシェットカバーを使用する． ゴム球，血圧計の外側等 ● 消毒 　汚れがあれば，アルコールで清拭する．
喉頭鏡 消毒 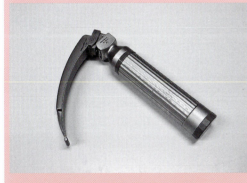	洗浄➡消毒➡乾燥 ● 洗浄 　汚れを洗い流す． ● 消毒 　消毒剤（アルコールで清拭，又はベンザルコニウム塩化物，次亜塩素酸ナトリウム液で消毒後，水洗乾燥） ● その他 　ブレード全体が洗浄可能なファイバー式の喉頭鏡もある． 　取っ手部分は清拭で良いが，血液・体液が付着した場合は，次亜塩素酸ナトリウム液で消毒後，水洗乾燥させる．
小物類（おもちゃを含む） 洗浄 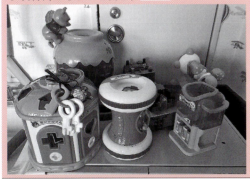	洗浄➡乾燥 ● 洗浄・乾燥 　洗浄可能な製品を使用する．

酸素マスク 洗浄 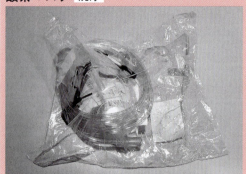	ディスポーザブル製品を優先して使用する． 洗浄 ➡ 乾燥 ● 洗浄 洗剤で洗浄する． 汚れがひどい場合は次亜塩素酸ナトリウム液で消毒しても良い． ● その他 患者ごとに使用する．
ジャクソンリース 洗浄 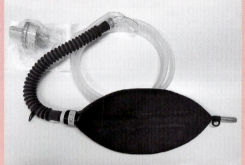	洗浄 ➡ 乾燥 ● 洗浄 温湯と洗剤で洗浄する． 血液・体液等の付着があるときは，消毒用エタノール又は，次亜塩素酸ナトリウム液で清拭する． ● その他 ゴム製品の場合，塩素系消毒剤により，劣化することがあるので，消毒剤の選択に注意する．
食器類 洗浄 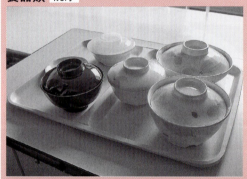	洗浄 ➡ 乾燥 厨房において，自動食器洗浄機を使用して洗浄・乾燥させる． ● その他 感染症に罹患した患者が使用した食器も通常の取扱い（下膳及び洗浄・乾燥）で良い．
除毛　剃毛セット 洗浄 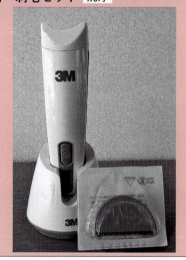	洗浄 ➡ 乾燥 ● 洗浄，清拭 ディスポーザブルの替え刃は感染性廃棄物として廃棄し，本体部分を清拭洗浄する． 本体部分に血液等が付着した場合は，次亜塩素酸ナトリウム液等で消毒する．

2 器具・器械に対する具体的対応

水のみ・薬杯 洗浄

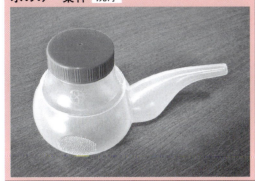

洗浄 ➡ 乾燥

○ 洗浄
通常の洗浄で良い．
汚れのひどい場合は，次亜塩素酸ナトリウム液に浸漬する．
○ その他
患者ごとに使用する．

スタイレット 洗浄

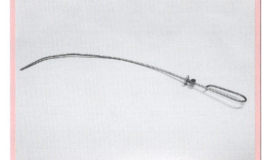

洗浄 ➡ 乾燥

○ 洗浄
通常の洗浄でよい．
○ その他
保管，使用の便を考慮し，オートクレーブ処理しておく場合もある．
消毒する場合は，温湯・熱湯消毒，ベンザルコニウム塩化物を使用する．

ストレッチャー 車イス 洗浄（清拭）

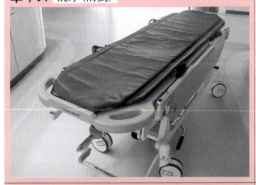

洗浄（清拭）➡ 乾燥

○ 洗浄（清拭）
微温湯と洗剤を用いて洗浄清拭する．
○ その他
血液・体液等が付着している場合は，その部分のみを次亜塩素酸ナトリウム液で消毒し，金属部分は錆防止のため，次亜塩素酸ナトリウム液で消毒後，水でもう一度清拭する．
ストレッチャー用リネンは，一般リネンと同じ取扱いをする．

死後処置時使用物品 洗浄

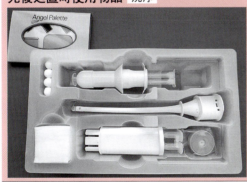

ディスポーザブル製品セットを積極的に使用する．

洗浄 ➡ 乾燥

○ 洗浄
通常の洗浄で良い．
○ その他
汚染がひどい場合は次亜塩素酸ナトリウム液に浸漬する．

洗濯機 洗浄 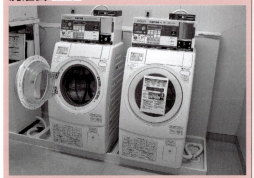	**洗浄 ➡ 乾燥** ● 洗浄 特別な方法はないが，カビの発生に注意する． 洗濯槽にぬめりや目視できる汚れがある場合は，微温湯と洗剤を用いて洗浄する． ● 乾燥 連続使用しない場合は，通気性をよくするため乾燥するまでは蓋を開けておく．
体温計 消毒 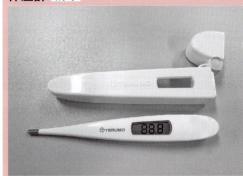	**消毒 ➡ 乾燥** ● 消毒 1回ごとに消毒用エタノール等にて清拭する． ● その他 入院中は個人ごとに専用使用とする． 外来棟で1本を複数の患者で使用する場合は，患者ごとにアルコールで清拭する． 感染源隔離室で使用する場合は，患者ごとに専用のものを使用する．
聴診器 消毒 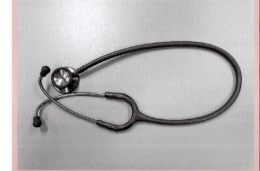	**消毒 ➡ 乾燥** ● 消毒 患者ごとに消毒用エタノール等で清拭する． ● その他 感染源隔離室で使用するものはディスポーザブル製品か，隔離室専用の聴診器を使用する．
注射バイアルのゴム栓部分 消毒 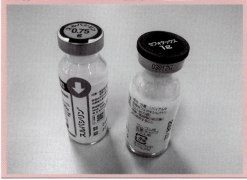	**消毒** ● 消毒 キャップ開封直後は必ずしも消毒が必要ではない． キャップ開栓後，時間が経過している場合は十分量の消毒用エタノールを含有した綿球等で清拭消毒する．アルコール乾燥後針を刺す． ● その他 インスリン製剤等開栓したバイアルを一時保管し再利用する場合は，開栓日時を記入し，使用期限内に使用する．（製剤によって安定性が異なるため注意する．）

2 器具・器械に対する具体的対応

爪ブラシ　滅菌あるいは消毒 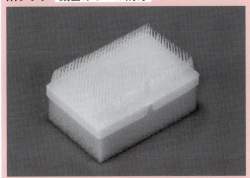	ディスポーザブル製品を積極的に使用する. 洗浄 ➡ 乾燥 ➡ 滅菌（手術室等） 洗浄 ➡ 消毒 ➡ 乾燥（上記以外） ● 消毒・滅菌 　手術時手洗いに使用するものは滅菌する. 　厨房等，手術室以外で使用する場合は消毒でよい. 　ディスポーザブル製品は未滅菌で問題ない. ● その他 　ブラシのエッジが摩耗していると汚れが落ちないので，新しいものと交換する.
尿器　消毒 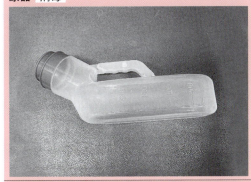	洗浄 ➡ 消毒 ➡ 乾燥 ● 洗浄 　内容物を処理し，水洗いする. ● 消毒 　温湯・熱湯によるベッドパンウォッシャー等を用いる. 　消毒剤（次亜塩素酸ナトリウム液，雑貨で可） ● その他 　患者ごとの個人使用とし，使用のつど洗浄・乾燥する.
ベッド　洗浄又は清拭 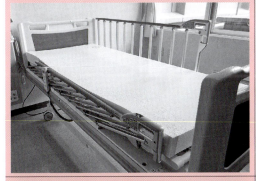	洗浄（清拭）➡ 乾燥 ● 洗浄 　ほこりを十分に取り，微温湯と洗剤を用いて洗浄（清拭）する. ● その他 　血液・体液等が付着している場合は，次亜塩素酸ナトリウム液で消毒し，その後水拭きする.
便器（差し込み式，ポータブル）　洗浄又は消毒 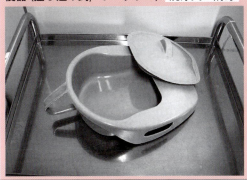	洗浄 ➡（消毒）➡ 乾燥 ● 洗浄 　排泄物を廃棄し，ブラシを用いて洗浄する. 　ポータブル等の便座は清拭する. ● 消毒 　ベッドパンウォッシャーによる消毒 　消毒剤（次亜塩素酸ナトリウム液　雑貨で可）

包交車 清拭

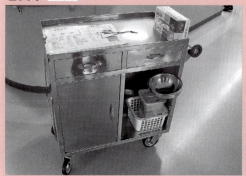

清拭 ➡ 乾燥

- 清拭
  見た目に汚れがあるときは清拭する．
  定期的に清拭する．
- その他
  血液，体液，排泄物等が付着している場合は，次亜塩素酸ナトリウム液（雑貨で可）にて清拭消毒する．その後，錆防止のため水拭きし乾燥させる．

哺乳瓶，乳首 消毒

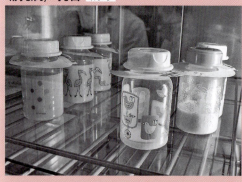

洗浄 ➡ 消毒 ➡ 乾燥

- 洗浄
  専用ブラシで洗浄する．
- 消毒
  温湯・熱湯
  次亜塩素酸ナトリウム液による消毒
  ミルトン®1％を80倍に希釈（125ppm）し25℃，60分以上浸漬する．そのまま使用可
- その他
  調乳室で調乳し冷凍保管する場合は滅菌済みの哺乳瓶を使用する．
  乳首はディスポーザブル製品を積極的に使用する．

マギール鉗子 洗浄

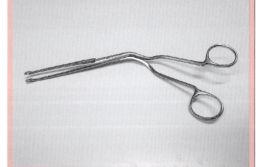

洗浄 ➡ 乾燥

- 洗浄
  丁寧に洗浄し乾燥させる．
- その他
  手術室等で滅菌済み手袋を着用して使用する場合は滅菌処理が必要である．
  保管，運用上高圧蒸気滅菌処理してもよい

マットレス 清拭

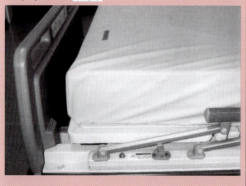

洗浄（清拭）

- 洗浄（清拭）
  患者ごとに清拭・乾燥させる．
  使用中は汚れが付着した部分のみ清拭する．
  血液・体液・排泄物等が付着した場合は，汚染された部分を次亜塩素酸ナトリウム液で消毒する．
- その他
  防水性のマットレスカバー（水分不透過で通気性のある製品）で覆って使用することで，血液，体液排泄物等で汚染されたときもマットレス自体の汚染を避けることができる．
  アメニティーの観点から天日干しや熱による乾燥も必要である．

2 器具・器械に対する具体的対応

浴槽（環境） 洗浄 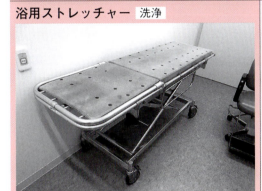	**洗浄 ▶ 乾燥** ● 洗浄 温湯と浴室専用洗剤を用いて，石けんかす等のぬめりをとり，見た目きれいに洗浄する． ● 乾燥 使用しないときは風を通し常に乾燥させておく． ● その他 薬剤耐性菌に感染している患者，皮膚落屑物の多い患者が入浴した場合は，お湯を替え，浴槽及び洗い場を，温湯と浴室専用洗剤で洗浄する．
浴用ストレッチャー 洗浄 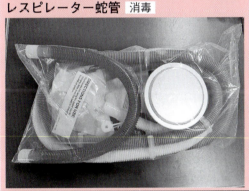	**洗浄 ▶ 乾燥** ● 洗浄 温湯シャワーを用いて洗浄する． ● 乾燥 乾いたタオル等で水気をとる． 使用しないときは風を通し常に乾燥させておく．
レスピレーター蛇管 消毒	ディスポーザブル製品を優先して使用する． **洗浄 ▶ 消毒 ▶ 乾燥** ● 洗浄 コネクターを取り外し，微温湯にて洗浄する． ● 消毒 温湯・熱湯 消毒剤（次亜塩素酸ナトリウム液等） ● その他 大量の場合は，洗浄後高圧蒸気滅菌処理してもよい．

MEMO ディスポーザブル製品の再使用禁止

　一般的にディスポーザブル製品は，洗浄・消毒・滅菌・乾燥を完全にすることが構造上難しい製品が多く，再使用を目的に再生処理することは，処理にかかる労力，時間と器材（滅菌包装材料等）もかかり，必ずしも合理的ではない．また，再生処理した結果を確認する手段もない．

　例えば気管吸引チューブ等は再生処理するよりも購入したほうが，はるかに経済的である．また経管経鼻チューブ等は，細く長く洗浄しても洗浄水が行き届かず，洗浄後，チューブ内腔を乾燥させることは極めて困難である．

　これら多くの理由から再使用が困難な医療器具の添付文書には，禁忌として「再使用禁止」が大きく記載されている．

　再使用禁止と記載されている製品を再使用することは法令違反である．

COLUMN 病室の花瓶

　病室に花を飾ることはアメニティーの観点から必要である．感染予防対策の観点から，毎日水を交換し，花瓶の外側を十分に乾燥させる等の管理を適切に行う．

　また，花粉の管理はできないため，高度清潔区域，準清潔区域，清潔区域には花を飾らないようにする．

VI

リネン類の洗濯と消毒

　通常，使用済みリネン類は，目視できる汚れがなくても，バチルス芽胞グラム陽性桿菌，コアグラーゼ陰性ブドウ球菌等による汚染が考えられる．そのため菌の検索をすれば，当然，菌は検出される．しかし，これらの菌が原因で患者やリネン類を取り扱う職員が感染症を引き起こしたという報告はない．したがって，使用済みリネン類からの菌の検索は無意味である．感染予防対策上重要なことは，使用済みリネン類は「ほこり」を立てないように取り扱い，温湯・熱湯による洗浄及び消毒を確実に実施することである．また，標準予防策の観点から，湿性の血液・体液及び排泄物等が目視で確認できるリネン類は院内では感染性があるものとして取り扱う必要がある．ここでは，感染予防対策上，効果的で安全な使用済みリネン類の取扱い及び消毒方法について述べる．

1 使用済みリネン類の分別・搬送

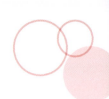

　使用済みリネン類の感染性があるかどうかは，感染症に罹患している患者が使用したかで判断するのではなく，①目視できる湿性の血液・体液・排泄物等による汚染が確認される使用済みリネン類，②感染源隔離室からの使用済みリネン類，③疥癬等，害虫による汚染リネン類である．（**表Ⅵ-1-1**）

表Ⅵ-1-1　院内で感染性があるものとして取り扱う使用済みリネン類

① 目視できる湿性の血液・体液・排泄物等による汚染が確認されるリネン類（汗と唾液を除く）
② 感染源隔離室からのリネン類
③ 疥癬等，害虫による汚染リネン類

　感染性があると判断された使用済みリネン類は，病棟等の発生場所で分別されないと，搬送や洗濯スタッフが感染のリスクに曝される可能性がある．また，発生場所での一次洗浄等は効果がないだけでなく，汚染物への接触の機会が増え，感染予防対策上危険である．（ただし，汚物が大量に付着している場合は，搬送途中の処理があった方が合理的な場合もある．）感染性があると判断される使用済みリネン類は，手袋，プラスチックエプロンを着用し発生場所で直ちにプラスチック袋か水溶性ランドリーバックに封じ込め，洗濯室又は外部委託業者へ搬送することが重要である．

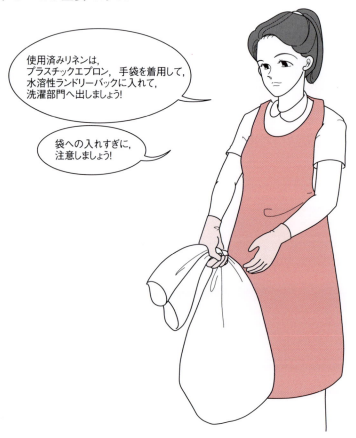

2 使用済みリネン類の洗濯・消毒処置

　院内で感染性があると判断される使用済みリネン類の消毒は，洗濯機で洗濯しながら，温湯・熱湯による消毒洗浄する方式（日本では80℃，10分間以上）が，薬液やガスも使用することなく，最も効果的である．感染症法において最も厳重な対応が求められている一類・二類感染症に指定されている感染症に感染した患者からの使用済みリネン類も温湯・熱湯（80℃，10分間以上）で洗濯すればよいことになっている．アメリカ合衆国とイギリスの使用済みリネン類の洗濯温度を表に示す．(**表Ⅵ-2-1**)

表Ⅵ-2-1　国別の使用済みリネン類の洗濯温度

日本	80℃，10分間以上
アメリカ合衆国	71℃以上，25分間以上
イギリス	65℃，10分間以上，又は71℃，3分間以上

（注）これらの条件を満たさなければならない使用済みリネン類は，患者の皮膚に直接触れるリネン類が対象である．

　なお，リネン類は頻回に洗濯，消毒（温湯・熱湯80℃10分間以上）されることから，その素材は縫製がしっかりしているなど洗濯に対する耐久性があること，及び耐熱性があることが，リネン類を選択する際の必要条件として求められる．また，「ほこり」の発生を防止するため，50％以上ポリエステル含有のリネン類を使用することが必要である．現時点においても，医療従事者のユニフォームの多くはポリエステル100％の素材である．

　耐熱性ではないリネン類で，院内で感染のおそれのある使用済みリネン類は，微温湯（30℃〜40℃）で十分に洗浄した後，すすぎの段階で次亜塩素酸ナトリウム液を0.015％（150ppm）になるように添加する．

　使用済みリネン類を運搬する際に水溶性ランドリーバッグを使用することにより，バッグを開けることなく，直接洗濯機に投入できるため，運搬に関わるスタッフ，及び環境の汚染を回避できる．ただし，水溶性ランドリーバッグは濡れたものを入れることで破れやすくなるので，アウターバッグの使用等，使用するには注意や工夫が必要となる．

　リネン類の外部委託処理の条件はすべての使用済みリネン類の処理において，温湯・熱湯80℃10分間以上が規定されている．この温湯・熱湯80℃10分間の条件は一類感染症から五類感染症まですべての感染症に適用される．

3 感染症法における使用済みリネン類の処理

　感染症法における使用済みリネンの取り扱いについては,「感染症法に基づく消毒・滅菌の手引き」にて方針が示されている.（**表Ⅵ-3-1**）その手引きには,汚染したリネン類は,熱水洗浄消毒または消毒薬浸漬後,洗浄を行うとされている.

表Ⅵ-3-1　一類,二類,三類感染症の消毒法概要

一類感染症	消毒のポイント	消毒法
エボラ出血熱 マールブルグ病 クリミア・コンゴ出血熱 ラッサ熱 南米出血熱	厳重な消毒が必要である.患者の血液・分泌物・排泄物,及びこれらが付着した可能性のある箇所を消毒する.	● 80℃ 10分間以上の温湯・熱湯 ● 抗ウイルス作用の強い消毒剤 　0.05～0.5％次亜塩素酸ナトリウム液（500～5,000 ppm）で消毒,又は30分間浸漬 　アルコール（消毒用エタノール,70 vol％イソプロパノール）で清拭,又は30分間浸漬 　2～3.5％グルタラールに30分間浸漬
ペスト	肺ペストは飛沫感染であるので,同時に飛沫感染予防対策に加え接触感染予防対策を行う. 患者に用いた機器や患者環境の消毒を行う.	● 80℃ 10分間以上の温湯・熱湯 ● 消毒剤 　0.1 w/v％第四級アンモニウム塩*又は両性界面活性剤に30分間浸漬 　0.2 w/v％第四級アンモニウム塩*又は両性界面活性剤で清拭 　0.01～0.1％次亜塩素酸ナトリウム液（100～1,000 ppm）に30～60分間浸漬 　アルコール（消毒用エタノール,70 vol％イソプロパノール）で清拭
痘そう（天然痘）	患者環境等の消毒を行う.	エボラ出血熱と同様
二類感染症	**消毒のポイント**	**消毒法**
結核,重症急性呼吸器症候群（SARS）	患者環境等の消毒を行う.	エボラ出血熱と同様
急性灰白髄炎（ポリオ）	患者の糞便で汚染された可能性のある箇所を消毒する.	エボラ出血熱と同様
ジフテリア	皮膚ジフテリア等を除き飛沫感染であるが,患者に用いた機器や患者環境を消毒する.	ペストと同様
三類感染症	**消毒のポイント**	**消毒法**
コレラ,細菌性赤痢,腸管出血性大腸菌	患者の糞便で汚染された可能性のある箇所を消毒する.	ペストと同様
腸チフス パラチフス	患者の糞便・尿・血液で汚染された可能性のある箇所を消毒する.	

*第四級アンモニウム塩とは,ベンザルコニウム塩化物,ベンゼトニウム塩化物のことである.

表Ⅳ-3-1をみてもわかるように，最も重要な対応が求められる，一類・二類・三類感染症に感染した患者からの使用済みリネン類においても，80℃10分間以上の温湯・熱湯消毒でよいことになっている．

使用済みリネン類を交換する際は，「ほこり」を立てない，リネン類を床置きしない，すぐにランドリーバックに入れる，封をするなどの手技が重要となる．飛沫感染経路の疾患は，飛沫感染予防対策だけでなく同時に接触感染予防対策を実施する．

施設内に80℃10分間以上の温湯・熱湯消毒の設備がなく，施設内で消毒しなければならない場合には次亜塩素酸ナトリウム液を使用する．次亜塩素酸ナトリウム液を使用する場合は，リネン類の色落ちもあることから，色落ちしても問題ない素材の選択が重要となる．

患者家族等が自宅にリネン類を持ち帰り洗濯処理する場合は，通常の洗濯でよい．

> **MEMO　使用済みリネン類の消毒の優先事項**
> ① 十分な洗浄
> ② 温湯・熱湯（80℃10分間以上）による消毒
> ③ 温湯・熱湯が使用できない場合は，すすぎの段階で次亜塩素酸ナトリウム液0.015％（150ppm）による消毒

> **COLUMN**
>
> ### 感染症の診断と抗菌薬の投与
>
> 感染症の診療を行う医師は，感染臓器の特定と原因菌の特定は「must」である．したがって細菌感染が疑われ広域抗菌薬を使用する際には，検体（血液培養等）を採取する：「must」．血液培養はコンタミネーションか判断するため，また，陽性率を高めるため2セット以上採取する：「must」．
>
> 肺炎の場合は，喀痰検査も行う．検査結果が出るまでは，経験的に抗菌薬を使用するが，結果に基づき，原因菌に則した狭域スペクトルの抗菌薬を臓器内移行・血中半減期等を考慮して投与量・投与間隔・投与期間等を判断して投与する．
>
> インフルエンザ等のウイルス疾患には抗菌薬を投与しない：「must」．
>
> 通常の周術期感染予防投与は，手術中のみとする：「must」．
>
> 縫合後はフイルムドレッシング材の使用等により，外部からの汚染がほとんどないので，患者の常在細菌叢を早く安定させること．更に吸収熱を出し，マクロファージの遊走を促進させ感染予防に努める．抗菌薬の投与を不用意に継続すると常在細菌叢が破綻し下痢が発生しマクロファージの遊走が低下し好ましくない．また，マクロファージの遊走は，体温に大きく影響を受けるので，体を冷やさないことと吸収熱をむやみに解熱させないことが大切である．

VII

病院環境に対する清掃と消毒・その他

　環境は低リスク，又は最小リスクに該当するため，消毒よりも清掃及び乾燥が重要となる．環境についてのリスクアセスメントの鍵は「ほこり」といえる．ここでは具体的な清掃方法を中心に，病院内の環境を，清潔に保つために考慮する点について述べる．

1 基本的事項

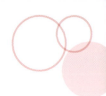

院内の環境を清潔に保つことは，次の2点から医療提供者側の義務である．
① 患者に良質な医療の提供を約束する．
② 医療従事者に良好な労働環境を保障する．
そして，これは院内感染予防対策の基本理念である．

建物内を清潔に保持するための基本は清掃である．日常の清掃は，消毒剤の使用する意味をなくすほどに有効である．重要なのは清掃の方法である．これには湿式清掃と乾式清掃があり，対象となる建築部分の素材にもよるが，湿式が効果的である．EU諸国の医療機関では湿式のオフロケーション方式が多く採用されている．（**表Ⅶ-1-1**）

表Ⅶ-1-1　環境の清掃方法

清掃方法	効果	使用機材等	備考及び注意
湿式清掃	しみ，「ほこり」，有機物による汚染を除去する．	マイクロファイバークロス 自動床洗浄機	オフロケーション方式 2バケツ1モップ方式 洗剤を使用する場合は清掃する箇所の材質に注意する． 清掃後の乾燥を確実に行う．
乾式清掃	主に「ほこり」を除去する．	マイクロファイバークロス，高性能フィルター付き掃除機，セントラルクリーナー	ほうきは空気中に「ほこり」を拡散するので用いない． 「ほこり」が立たないように注意して行う．

注意：日常の清掃において，洗剤ではなく消毒剤を用いることによる利点はほとんどない．（Ayliffe, G. A. J. 1986）

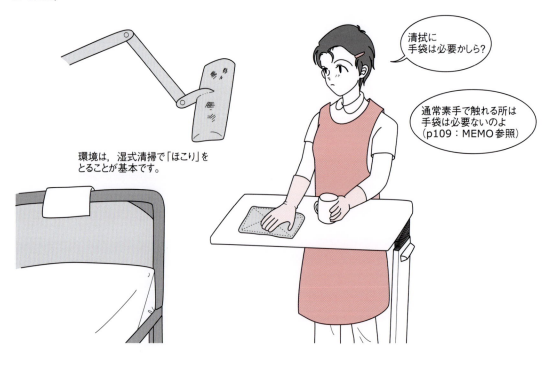

環境は，湿式清掃で「ほこり」をとることが基本です．

清拭に手袋は必要かしら？

通常素手で触れる所は手袋は必要ないのよ（p109：MEMO参照）

（1）環境の消毒の必要性

　病院内の環境は低リスク及び最小リスクであり，基本的に消毒の必要はない．しかし，血液・体液・排泄物等で汚染された場合などは消毒が必要となる．（**表Ⅶ-1-3**）

表Ⅶ-1-2　環境消毒の対応

	標準予防策	接触感染予防対策・飛沫感染予防対策
対象	目視できる湿性の血液・体液・排泄物等	目視できない病原体
いつ	感染の流行に関わりなく実施する．	感染症の流行時に実施する．
対応	次亜塩素酸ナトリウム液による消毒後，湿式清掃し乾燥させる．	手の触れる，手すり，ドアノブ，エレベーターのボタンなどを清拭する．

表Ⅶ-1-3　環境の消毒が必要な場合

① 血液・体液・排泄物等による汚染のある場合
② 耐性菌，その他感染症により感染源隔離を行った病室の人の手が触れる場所
③ 疥癬等による皮膚落屑物等の汚染がある場合

> **MEMO　感染症流行時の環境の清浄化**
>
> 　インフルエンザやノロウイルスによる感染性胃腸炎等の流行時に，手の触れる，手すり，ドアノブ，エレベーターのボタン等を清拭することは手洗い同様感染予防対策の有効な手段となる．この場合は，目に見えない病原体等を対象とする接触感染予防対策になる．そのため，一律に消毒剤を使用して対応するのではなく，物理的に微生物を除去する清潔なクロスによる清拭は清浄化の有効な方法となる．

> **MEMO　清掃と手袋の着用**
>
> 　清掃する時は一律に手袋を着用するのではなく，清掃する箇所によって手袋を着用する．つまり，普段素手で触れる，手すり，ドアノブ，エレベーターのボタンなどを清拭するときは素手で清拭し，トイレ等を清掃するときは手袋を着用する．
> 　手袋をして触れる場所と素手で触れる場所をあらかじめ決めておく．

（2）嘔吐物等の処理手順

　嘔吐があった場合の処理のポイントは迅速に処理することが重要である．迅速に処理するための連絡体制・処理に使用する物品（スピルキット）を常備しておく．（**表Ⅶ-1-4**）嘔吐物の処理手順の目安を示す．（**表Ⅶ-1-5**）この手順を参考に迅速に確実に処理を行いゴミを拡散させることなく廃棄する．

表Ⅶ-1-4　スピルキット

《清掃用品》
プラスチック製ゴミ袋2～3枚，新聞紙，ペーパータオル，シャワートイレ用トイレットペーパー
《消毒剤》
次亜塩素酸ナトリウム液（界面活性剤入り）（雑貨：台所用漂白剤）
《防御具》
プラスチック手袋，ロンググローブ，プラスチックエプロン，サージカルマスク

表Ⅶ-1-5　嘔吐物の処理手順

《清掃実施者の準備》
1, 防御具を身に着ける．
　　サージカルマスクを着ける．
　　（清掃中に無意識に鼻・口に触れて感染することを予防するために装着する．）
　　プラスチックエプロンを着ける．
　　ロンググローブの上からプラスチック手袋を装着する．
　　（これにより手首・腕が守られる．）
2, 消毒剤（雑貨）を希釈作成する．

《清掃手順》
1, ゴミ用袋を入れやすいように口を開き準備する．
2, 大方の嘔吐物をシャワートイレ用トイレットペーパーに吸わせる．
　　（普通のトイレットペーパーはすぐに水に溶解してしまうので，溶解速度の遅いシャワートイレ用トイレットペーパーを使用する．）
3, ペーパータオルと新聞紙を用いて大方の嘔吐物をゴミ袋に入れる．
4, 嘔吐場所に嘔吐物がなくなるか少なくなったら，嘔吐場所を次亜塩素酸ナトリウム液で清拭消毒する．このときペーパータオルを適宜用いる．外側から内側に向かって消毒する．
5, 次亜塩素酸ナトリウム液で清拭消毒後，嘔吐場所が完全に綺麗になったらすべてのゴミをゴミ袋に入れる．ゴミ袋をしっかりと閉める．

《終了後の手順》
1, 清掃実施者は，一番汚染を受けたと考えられる防御具（手袋等）から外す．
2, 防御具を汚染部分が内側になるように外す．
3, サージカルマスクも手で触れた可能性があるので必ず同時に外す．
4, もう1枚のゴミ袋に廃棄する防御具と嘔吐物処理したゴミを入れ封をする．
5, ゴミは，家庭では「燃えるゴミ」（燃やして処理をする一般ゴミ），事業者（医療機関等）では感染性廃棄物処理マニュアルに従って，「事業系一般ごみ（非感染性）」として廃棄する．
6, 清掃従事者は終了後流水と液体石けんを用いて手を洗い，洗った手を十分に乾燥させる．

《その他》
嘔吐場所がカーペット等で次亜塩素酸ナトリウム液の使用ができない場合は，大方の嘔吐物を取り除いた後，スチーム式の掃除機等で温湯・熱湯消毒を行う．

MEMO 環境清拭シートの有用性

標準予防策の観点から，床等に飛散した血液・体液・排泄物等は，直ちに次亜塩素酸ナトリウム液を用いて外側から内側へ広げないように清掃・消毒をすることが必要である．

しかし，血液・体液・排泄物等がごく少量の場合や，接触感染予防対策時に患者の手が触れた場所の消毒は環境清拭シートを用いる．

インフルエンザや薬剤耐性菌感染症発生時は，手洗い同様，人の手が触れる場所の清浄化は重要な対策となるが，次亜塩素酸ナトリウム液を使用して清浄化を行う場合，理屈は理解していても，実際の作業は想像以上に時間と手間を要する．次亜塩素酸ナトリウム液を希釈作製して用いてもよいが，バケツ・雑巾の準備・使用後の洗濯等を考えると，ディスポーザブルの環境清拭シートは有用（時間的・経済的）である．

	次亜塩素酸ナトリウム液を使用	環境清拭シートを使用
利点	ほとんどの医療施設で在庫している．	何時でも誰でも気がついたときに容易に使用できる． 使用後は一般ゴミとして処理が容易である．
欠点	以下の手間（人手）がかかる． 用事希釈液を作成する器材の準備 用事希釈液を調製する手間 雑巾又は使い捨てのシートの準備 雑巾の場合は洗濯・乾燥・供給の手間がかかる．	製品を購入しなければならない．

大型の詰め替え式は，机や棚の上が占領されてしまうが，容器自体が移動されることが少なく，シート自体も大きいので診療域では使用しやすいと考えられる．

MEMO 環境清拭シートの配合薬剤とシートの湿潤について

環境清拭シートに配合されている薬剤の本来の目的は，清拭シート自体が湿潤状態にあるので，シート自体の防腐のために低濃度の消毒剤成分が配合されているのが一般的である．しかし医療機関等での使用される環境清拭シートには，消毒効果も考慮して通常第4級アンモニウム塩化物が配合されている．エタノール配合や，次亜塩素酸ナトリウム液も考えられるが，開封されたものは密封状態で保存されることが不可能であり安定性に問題が生じるため，これらの薬剤の配合には無理がある．また，クロルヘキシジングルコン酸塩は，綿に吸着，着色があり，またアルキルジアミノエチルグリシン塩酸塩は多少のべたつきと，着色があり適切ではない．第4級アンモニウム塩化物は，通称逆性石けん類のことで，ベンザルコニウム塩化物やベンゼトニウム塩化物，またそれらに類似した薬剤の総称である．また，シートはしっかりした素材で湿潤状態が保たれ，清拭後環境表面に少量の水分が残存する程度のでないと，実際の汚染は除去できない．乾燥したシートでは表面の汚染を除去することはできない．同時に若干の消毒剤成分が環境に残存することも必要である．しかしこれらの製品は，雑貨に属し，消毒効果を表記することはできない．

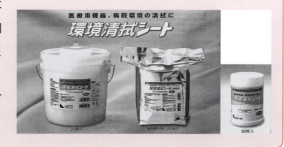

2 感染性廃棄物

廃棄物は環境省が所轄官庁となっており，医療関係機関から排出される感染性廃棄物は「廃棄物処理法に基づく感染性廃棄物処理マニュアル」（平成16年に制定，以後改訂されており，最新版は環境省ホームページで確認する．平成29年3月改訂）に則り処理を行う．

「感染性廃棄物」とは病院，介護老人保健施設，助産所等の医療関係機関から医療行為（診断と治療）の後排出され，人が感染し，若しくは感染する恐れのある廃棄物をいう．清掃行為や生活支援行為により排出された廃棄物は対象外である．何を感染性廃棄物として処理するかは形状・排出場所・感染症の種類から判断する．感染性廃棄物の判断フロー（図Ⅶ-2-1）を参照されたい．フローは「STEP1」から順に下へ降りていき，逆行しない．判断できない場合は廃棄物の形状・性状の違いにより専門知識を有する者（医師・歯科医師及び獣医師）によって判断する．なお，未使用のものであっても鋭利な物（例えば注射針，メスや，ガラスアンプル等のように壊れると鋭利になる物も含む）については感染性廃棄物と同等の取扱いとする．

また，同様に医療関係機関から排出される紙オムツについては，オムツ交換は医療行為ではないので通常のオムツは事業系一般ゴミである．しかし，一類・二類・三類及び四類・五類感染症の一部（例えば細菌性赤痢，コレラ，アメーバ赤痢，腸チフス，パラチフス，腸管出血性大腸菌（O-157等）感染症等）のオムツに関しては感染性として分別することが決められている．ここで指定されている病原体の種類の詳細は同じく環境省ホームページの「廃棄物処理法に基づく感染性廃棄物処理マニュアル」を参照すること．

廃棄物処理のポイントは

ア．事故や公害が起きないよう安全に配慮する．
イ．経済的に処理する．
ウ．環境に配慮する．
エ．過度の負担にならない．
オ．臭いや清潔感などのアメニティーに配慮する．

である．また，廃棄する容器は内容物が飛散・流失しないように密閉でき，鋭利な物が容器を突き破らないよう鋭利物に関しては耐貫通性の容器を使用し，バイオハザードマーク（図Ⅶ-2-2）等で感染性廃棄物であることを表示する．

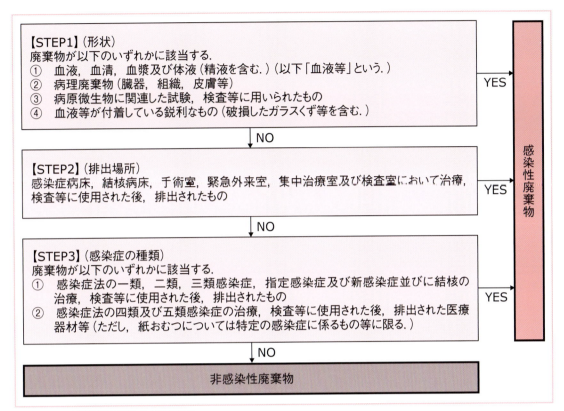

図Ⅶ-2-1　感染性廃棄物の判断フロー
（環境省大臣官房廃棄物・リサイクル対策部：廃棄物処理法に基づく感染性廃棄物処理マニュアル．より）

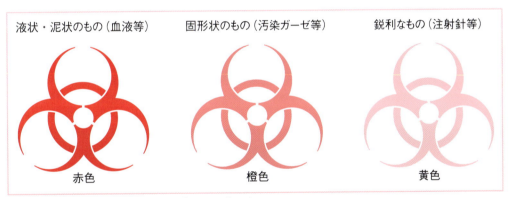

図Ⅶ-2-2　感染性廃棄物の表示：バイオハザードマーク

3 病原体等のBSL分類等

(1) バイオセイフティレベル（BSL：Biosafety Level）

検査室・実験室等で病原体を取扱う場合の危険度は，
1．病原体の示す病原性
2．感染症に対する予防法・治療法の有無
3．感染経路
4．地域社会における病原体の疫学的状況
5．取り扱う病原体の量

により，4つのレベルに分類される．（**表VII-3-1**）
それぞれのレベルに属する病原体を，**表VII-3-2**に示す．多剤耐性結核菌の問題や，時代とともに変化する社会情勢からも一部流動的である．

表VII-3-1　病原体等のリスク群による分類
　　　　　（国立感染症研究所病原体等安全管理規定による：平成22年6月）

リスク群1	（「病原体等取扱者」及び「関連者」に対するリスクがないか低リスク） ヒトあるいは動物に疾病を起こす見込みのないもの．
リスク群2	（「病原体等取扱者」に対する中等度リスク，「関連者」に対する低リスク） ヒトあるいは動物に感染すると疾病を起こし得るが，病原体等取扱者や関連者に対し，重大な健康被害を起こす見込みのないもの．また，実験室内の曝露が重篤な感染を時に起こすこともあるが，有効な治療法，予防法があり，関連者への伝幡のリスクが低いもの．
リスク群3	（「病原体等取扱者」に対する高リスク，「関連者」に対する低リスク） ヒトあるいは動物に感染すると重篤な疾病を起こすが，通常，感染者から関連者への伝幡の可能性が低いもの．有効な治療法，予防法があるもの．
リスク群4	（「病原体等取扱者」及び「関連者」に対する高リスク） ヒトあるいは動物に感染すると重篤な疾病を起こし，感染者から関連者への伝幡が直接または間接に起こり得るもの．通常，有効な治療法，予防法がないもの．

表Ⅶ-3-2　病原体等のBSL分類（国立感染症研究所「病原体等の安全管理規定より」抜粋）

	ウイルス・プリオン	細菌	真菌	原虫・寄生虫
レベル1	生ワクチンウイルス	2,3以外	なし	2以外
レベル2	アデノ，肝炎（ABCD）単純ヘルペス，水痘帯状疱疹，サイトメガロ，パピローマ，HTLV-1, -2，インフルエンザ，日本脳炎，麻疹，ムンプス，風疹，クラミジア，CJD，他	カンピロバクター クロストリジウム ヘモフィリス ナイセリア レジオネラ菌 サルモネラ菌 赤痢菌，コレラ菌 ブドウ球菌，連鎖球菌，他	カンジダ アスペルギルス クリプトコッカス 他	アカントアメーバ クリプトスポリジウム リーシュマニア トキソプラズマ トリパノソーマ エキノコッカス
レベル3	HIV-1,-2 狂犬病，ハンタ ヘルペスB	ブルセラ 結核菌，ペスト菌 チフス菌，リケッチア，他	ブラストミセス ヒストプラズマ マルネフェイ型ペニシリウム，他	なし
レベル4	ラッサ，エボラ マールブルク	なし	なし	なし

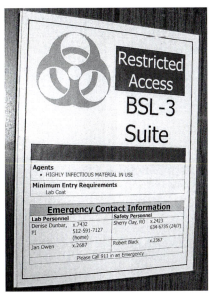

テキサス州立感染症研究所（アメリカ合衆国）

編集後記

　1992年，初めてEU諸国の病院を視察した．その病院のきれいさと合理性に感激した．当時のわが国の感染予防対策は，手術室の手洗いは滅菌水を使用し，手術室・ICU・隔離室等に入室する際は靴の履き替えを行い，感染源隔離室や予防隔離室の入室基準は厳重すぎていた．その反面，不要な床の消毒を行い，サージカルマスクを多用し，手洗いの具体的な手順図等は存在しなかった．この時期ドイツでは，すでに消毒の手順・方法を示すポスター等が病棟の見えるところに掲示することが法令によって決められていた．我が国においては，標準予防策や感染経路別予防対策は実施していなかった．

　そこで，ICHG研究会は，標準予防策・感染経路別予防対策の普及及び，プラスチックエプロン，針棄てボックス等の導入，手洗い関連の具体的普及，滅菌・消毒・洗浄の具体的手順の普及を開始した．1999年に，「院内感染予防対策のための滅菌・消毒・洗浄ハンドブック」を出版することができた．それから19年経過した2018年に本書（改訂新版）を出版することになった．その間，法令の改正（感染症法・廃棄物処理法・日本薬局方の改定・医薬品医療器具法等）があり，一部ではあるが，新しい消毒剤・医療器具も承認された．

　感染予防対策は，バランス感覚と合理性及びコストベネフィット（対費用効果）が必要である．それらを考え決定する参考書として本書が活用されればよいと考えている．

　本書は，「医歯薬出版」の編集部の皆様のなみなみならぬ協力の下に出版できたことを感謝いたします．

ICHG研究会編集委員　一同

著者一覧

ICHG研究会

雨谷	容子	東京都立大塚病院　看護部
新井	裕子	伊勢崎市民病院　医療安全管理室
井内	律子	医療法人社団洛和会　洛和会音羽病院　感染防止対策室
猪狩	政則	財団法人　脳神経疾患研究所　附属　総合南東北病院　薬剤科
市川	高夫	新潟勤労者医療協会　下越病院
稲富	里絵	愛知県厚生連安城更生病院　看護部
岩堀	裕之	あいさい調剤薬局
上本	英次	ハクゾウメディカル株式会社　営業部販売支援課
梅津	敦士	医療法人社団水光会　宗像水光会総合病院　医療安全管理室
遠藤	康伸	成田赤十字病院　検査部
大澤	栄子	医療法人沖縄徳洲会茅ヶ崎徳洲会病院　看護部
大島	立裕	株式会社長谷川綿行　統括本部　メディカル営業部
大音	清香	医療法人社団済安堂・井上眼科病院　看護研究部
大野	聖子	京都第一赤十字病院　感染制御部
大田	高江	ICHG研究会
太田	廣幸	株式会社高階ミサワホーム事業部　豊岡支店
大山	康世	中津川市民病院　看護部
岡田	成彦	蒲郡市民病院　薬剤科
岡弘	真由子	株式会社浄美社　プロジェクト開発部
小川	隆	有限会社セミオール
奥村	恵美子	市立四日市病院　看護部
小澤	賀子	花王プロフェッショナル・サービス株式会社　学術部学術普及グループ
小野寺	健一	川久保病院　外科
小原	啓子	株式会社デンタルタイアップ　代表
笠井	正志	兵庫県立こども病院 小児感染症科
笠松	悠	大阪市立総合医療センター　感染症内科
勝田	優	医療法人清仁会シミズ病院　薬剤科
金澤	かな子	医療法人社団大同会ニュー琴海病院　検査室
金澤	美弥子	日本赤十字社　長崎原爆病院　感染制御室
金田	暁	独立行政法人国立病院機構　千葉医療センター　消化器科
川路	明人	有限会社ファルマネットぎふ　しいのみセンター薬局
河村	敦子	社会福祉法人聖霊会　聖霊病院 感染対策室
管	桂一	財団法人脳神経疾患研究所附属総合南東北病院　麻酔・集中治療科
木下	和久	医療法人育和会　育和会記念病院　臨床検査部
久保田	健	JA長野厚生連北信総合病院　薬剤部
鞍谷	沙織	市立豊中病院 小児科
栗原	英見	広島大学大学院医歯薬学総合研究科先進医療開発科学講座歯周病態分野
小泉	順平	独立行政法人国立病院機構富山病院　看護部
越田	晃	東京都立駒込病院　薬剤科
小塚	雄民	社会医療法人頌徳会日野クリニック　皮膚科・アレルギー科
小原	ゆみ子	大阪医科大学三島南病院　感染対策室
小林	三樹雄	明星産商株式会社　東京営業部
小森	敏明	京都府立医科大学付属病院　臨床検査部・感染対策部
近藤	美恵子	香川県厚生連滝宮総合病院　看護部
昆野	ひろみ	地方独立行政法人東京都健康長寿医療センター　看護部
斉藤	美恵子	茨城県守谷市役所保健福祉部　保健センター長
斉藤	由利子	JA上都賀厚生連上都賀総合病院　看護部
櫻井	公	メイショーアーキトップ一級建築士事務所
佐々木	富子	医療法人育和会育和会記念病院　医療安全管理室
佐藤	浩二	医療法人豊田会刈谷豊田総合病院　看護部
佐藤	有美子	Meiji Seikaファルマ株式会社　医薬中国支店サイエンティフィックサポートG
佐和	章弘	広島国際大学　薬学部　薬学科
澤井	豊光	長崎みなとメディカルセンター市民病院　呼吸器内科
塩入	久美子	長岡赤十字病院　看護部
鹿倉	節子	ICHG研究会

滋野　好史	株式会社浄美社
清水　恒広	京都市立病院　感染症科
白阪　琢磨	独立行政法人国立病院機構大阪医療センター　免疫感染症科部
杉浦　操	医療法人沖縄徳洲会静岡徳洲会病院　看護部
杉山　香代子	ICHG研究会
杉山　奈々絵	ICHG研究会
鈴木　トキ子	(合)アイビス・メディコ・プランニング代表
鈴木　敏之	株式会社　ふぁいん
須田　志優	岩手県立磐井病院　麻酔科
高岡　みどり	ICHG研究会
竹内　誠乃	医療法人珪山会鵜飼病院　看護師
竹下　充	株式会社医事出版社 編集部
嶽本　剛平	株式会社ウイング
田子　康之	守谷市保健センター　母子・予防グループ
龍口　さだ子	小池病院　看護部
立松　正志	医療法人紫陽　クリニックサンセール清里歯科
田中　勝雄	(一社)上田薬剤師会　会営薬局
張　慶哲	兵庫県立こども病院 救急総合診療科
東條　盛彦	JA厚生連鹿教湯三才山リハビリテーションセンター病院　看護部
戸塚　美愛子	藤枝市立総合病院　医療安全管理センター感染管理室
豊福　睦子	ICHG研究会
中島　治代	医療法人厚生会福井厚生病院　看護部
中村　保仁	ハクゾウメディカル株式会社　代表取締役
中本　千秋	社会保険紀南病院　看護部
仁井谷　善恵	広島大学大学院医歯薬保健学研究院　統合健康科学部門口腔保健管理学研究室
西　裕美	広島大学病院口腔総合診療科　診療講師
西川　滋子	海南医療センター　感染管理室
西野　京子	秋田県立脳血管研究センター　麻酔科
西村　雅裕	ハクゾウメディカル株式会社　研究開発部商品開発課
橋本　佐栄子	(有)エル・ブランナー
橋本　友希	(有)エル・ブランナー
長谷川　ゆり子	ICHG研究会
波多江　新平	ICHG研究会
原田　理香	社会医療法人美杉会　佐藤病院　看護部
兵道　美由紀	名古屋大学医学部附属病院　看護部
藤田　忠久	東京海上日動ファシリティーズ株式会社　建物管理業務部
藤田　直久	京都府立医科大学付属病院　臨床検査部・感染対策部
藤原　由美	社会福祉法人枚方療育園枚方総合発達医療センター
古澤　由美子	JA上都賀厚生連上都賀総合病院　看護部
古田　信弘	株式会社メディカル・マネジメント・サポート
松岡　俊彦	広島県健康福祉局食品生活衛生課
松村　昌俊	JA長野厚生連下伊那厚生病院　薬剤部
三浦　正義	独立行政法人国立病院機構富山病院　院長
三浦　利恵子	社会医療法人美杉会　佐藤病院　医療安全管理室
宮坂　恵子	セイコーエプソン(株)富士見事業所デバイス総務部　健康管理室専従産業医
明神　翔太	姫路赤十字病院　小児科
村田　郁子	ICHG研究会
村山　郁子	ICHG研究会
桃井　祐子	都立広尾病院　感染管理室
森　英恵	長崎みなとメディカルセンター市民病院　看護部
森本　美智子	兵庫県立大学看護学部　実践基礎看護講座　看護病態学
八代　純子	Meiji Seika ファルマ株式会社　免疫・感染領域部　学術グループ
矢野　篤次郎	国立病院機構　別府医療センター　臨床研究部・外科
矢野　貴恵	医療法人翠悠会　法人本部
山形　文子	JA上都賀厚生連上都賀総合病院　看護部
山口　正明	株式会社オオケン
山﨑　真紀子	ICHG研究会
山﨑　聡子	医歯薬出版株式会社　歯科書籍編集部
山崎　弘勝	アルコット株式会社　メディカルサービス部
山田　英紀	大和市立病院　薬剤科
山之上　弘樹	静岡徳洲会病院　院長
山村　翔	大和市立病院　薬剤科
由良　温宣	有限会社由良薬局　株式会社ポポロ
由良　嘉兵衛	有限会社由良薬局　株式会社ポポロ
吉田　輝美	医療法人紫蘭会光ヶ丘病院　看護部

参考文献等

書籍等

1) ユニバーサルプレコーション実践マニュアル―新しい感染予防対策―，医療の安全に関する研究会，安全教育分科会編，南江堂，1998.7
2) 院内感染予防対策ハンドブック―インフェクションコントロールの実際―，厚生省保健医療局国立病院部政策医療課 監修，国立大阪病院感染対策委員会 編，南江堂 1998.12
3) 滅菌・消毒・洗浄ハンドブック，ICHG研究会編，メディカルチャー 1999.12
4) 医療従事者のための手洗いマニュアル，ICHG研究会 編，クリニックマガジン社 2001.5
5) 在宅医療における感染予防対策マニュアル，ICHG研究会 編，日本プランニングセンター 2001.7
6) 歯科医療における滅菌・消毒・洗浄ハンドブック ICHG研究会 編，医歯薬出版 2002.10
7) 遺体に携わる人たちのための感染予防対策と遺体の管理 ICHG研究会 編，医事出版社 2002・12
8) EBMに基づく院内感染予防対策Q&A，国立病院大阪医療センター感染対策委員会 編，南江堂，2003.10
9) 訪問歯科診療における感染予防対策の基本と実際 ICHG研究会編 砂書房 2004.5
10) これからはじめる感染予防対策 標準予防策実践マニュアル，ICHG研究会編，南江堂 2005.2
11) こうして防ぐ院内感染―患者の立場から―金森雅彦・波多江新平著，医歯薬出版 2005.8
12) 在宅医療における感染予防対策マニュアル「改定版」ICHG研究会 編，日本プランニングセンター 2005.10
13) 新・感染予防対策ハンドブック 国立病院機構大阪医療センター・ICHG研究会編 南江堂 2006.7
14) 食中毒・感染予防対策ハンドブック ICHG研究会 編，医事出版社 2007.7
15) 歯科医療における 院内感染予防対策マニュアル&研修テキスト ICHG研究会編 医歯薬出版 2007.8
16) 歯科領域における感染予防対策の手順とオーデット ICHG研究会編 医歯薬出版 2010.9
17) 感染予防対策とアメニティーに配慮した患者と医療従事者のための「病院建築・設計ハンドブック」ICHG研究会 編 医歯薬出版 2013.3
18) 歯科医療における新感染予防対策と滅菌・消毒・洗浄 ICHG研究会編，医歯薬出版 2015.2

文献等

1) 波多江新平：「MRSAに対する消毒剤の適性使用と欧米の現状」第2回薬剤感受性情報研究会講演抄録集 38，1991
2) 波多江新平：「院内環境清潔保持と消毒剤の欧米の現状」第11回環境殺菌分野事例研究会講演抄録集 75，1992
3) 波多江新平：「院内感染予防から見た消毒剤」―手指，口腔，鼻前庭消毒の基本操作―耳鼻咽喉科専門医通信 31 (5)，12，1992
4) 波多江新平：「見直される消毒剤と院内感染防止対策―欧米での現状と対策―」 MEDICAL PHARMACY 26 (4)，144，1992
5) 波多江新平，太田 泰史，松本 博吉：「院内環境清潔保持と消毒剤の欧米の現状」環境管理技術 10 (5)，40，1992
6) 松本 文夫，青木 泰子，波多江新平，林 泉，安岡 彰：院内感染「座談会」日本内科学会雑誌 82 (8)，1237，1993
7) 波多江新平：「MRSA院内感染予防対策」耳鼻咽喉科感染症研究会雑誌 12 (1)，259，1994
8) 波多江新平：「ヨーロッパの病院に学ぶ院内感染対策①人間性と技術の調和をめざして―ドイツ アーヘン工科大学医学部付属病院―」感染症 24 (1)，31〜36，1994
9) 波多江新平：「ヨーロッパの病院に学ぶ院内感染対策②清潔文化が支えるMRSA対策―オーストリア バームヘルツィンゲン病院―」感染症 24 (2)，71〜76，1994
10) 波多江新平：「ヨーロッパの病院に学ぶ院内感染対策③小さい努力に支えられた感染対策―スイス フェリックスプラタースピタル バーゼル病院―」感染症 24 (3)，112〜116，1994
11) 波多江新平：「ヨーロッパの病院に学ぶ院内感染対策④徹底した消毒剤の使用指針―ドイツ リンバーグ市立セントビンセンツ病院―」感染症 24 (4)，151〜156，1994
12) 波多江新平：「ヨーロッパの病院に学ぶ院内感染対策⑤臓器移植を支える清潔対策―イギリス クィーンエリザベス病院―」感染症 24 (5)，190〜196，1994
13) 波多江新平：「ヨーロッパの病院に学ぶ院内感染対策⑥感染対策とAmenity―イギリス プリンセスロイヤル病院―」感染症 24 (6)，232〜236，1994
14) 波多江新平，小川 律，市丸 順司：特集，耳鼻咽喉科・頭頚部外科の看護技術「院内感染予防対策」JOHNS 10 (9)，1297，1994

15）清水喜八郎，波多江新平：「対談：ヨーロッパにおける院内感染対策事情—マンパワーの充実と徹底した清掃業務—」クリニックマガジン 11，20，1994
16）波多江新平，小川 律，毛部川弘行：「UNIVERSAL PRECAUTIONSの考え方」クリニックマガジン 5，24，1995
17）波多江新平：「ヨーロッパの病院に学ぶ院内感染対策⑦ユニバーサル・プレコーションを基本とした感染対策—セントトーマスガイズ病院ほか—」感染症 25（7），152，1995
18）波多江新平，小川律，毛部川弘行：「基本的で，重要で，難しい手洗い（手指消毒）」クリニックマガジン 11，64，1995
19）波多江新平，毛部川弘行，小川 律：「消毒剤における無菌性確保」PHARM TECH JAPAN 12（3），409，1996
20）波多江新平，毛部川弘行，小川 律，殿岡 幸子，新井 裕子，大和由美子，村山 郁子，杉山香代子，岡田 成彦，原田 正弥，由良 秀典，原 司：「外国の病院に学ぶ院内感染対策—ユニバーサル プレコーションを基本とした院内感染対策の基本」環境管理技術 14（2），46〜56，1996
21）波多江新平ほか：「院内感染対策の情報の整理1〜22」LAGE（ラージュ）110〜131，各17，1996
22）波多江新平：「病院清掃と院内感染対策について ヨーロッパの現状と消毒剤の基礎知識」日本病院会雑誌 43（12），2067〜2076，1996
23）波多江新平：「診療所におけるMRSA対策」日本耳鼻咽喉科学会 医事問題委員会．医事紛争とその問題点 14，23〜40，1997
24）波多江新平，杉田 國雄：「ユニバーサル プレコーション」医学のあゆみ 特集「知っておきたい200ワード—現代医学用語」181（9），857，1997
25）波多江新平，小川 律，新井 裕子，村山 郁子，杉山香代子，原田 正弥，岡田 成彦，由良 秀典：「院内感染対策—外国での最新事情—」薬局，48（8），1277-1286，1997
26）波多江新平，毛部川弘行，山田 律，杉田 國雄，殿岡 幸子，新井 裕子，新井 佳子，村山 郁子，杉山香代子，成毛 一子，櫻井 公，草場 恒樹，堤 寛，岡田 成彦，原田 正弥，藤田 直久，小塚 雄民，由良 秀典，嶽本 剛平，金沢きみ代，向野 賢治：「院内感染予防対策の情報の整理—国際標準を目指して—」診療と新薬 34（11），1200-1229，1997
27）大田美智男，波多江新平，馬場 俊吉：「21世紀における耳鼻咽喉科感染症の様相を探る」日本耳鼻咽喉科感染症研究会会誌 16（1），173-181，1998
28）波多江新平：「院内感染予防対策の最近の話題と消毒剤の諸問題について」日本病院会雑誌 45（2），261-276，1998
29）波多江新平：「インフェクションコントロールチーム連載 イギリスのICTに学ぶ」医学のあゆみ 186（3），215-219，1998
30）波多江新平，岡田 成彦：「こんな病院が欲しい 連載 院内感染予防対策に配慮した病院設計・設備」医学のあゆみ 187（9），769-773，1998
31）波多江新平ほか：「院内感染対策の情報の整理1〜30」LAGE（ラージュ）224-253，各34，1998〜1999
32）波多江新平：「ハウスキーピングに必要な消毒の知識」日本病院会雑誌 46（2），211-240，1999
33）波多江新平，新井 裕子，市川 高夫，市場ゆかり，遠藤 康伸，岡田 成彦，粕田 晴之，金沢きみ代，桑原 正雄，毛部川弘行，向野 賢治，後藤 恵，小塚 雄民，小林 信一，櫻井 公，杉田 國雄，杉山香代子，杉山奈々絵，龍口さだ子，嶽本 剛平，田中 弘子，豊福 睦子，鍋谷 佳子，成毛 一子，西 耕一，西村チエ子，信國 圭吾，長谷川ゆり子，原田 正弥，藤田 直久，古田 信弘，向井 征二，村山 郁子，由良 秀典，横山 隆，吉川 博子：「EBM（Evidence Based Medicine）に基づいた院内感染予防対策」診療と新薬 36（12） 1074-1104，1999
34）波多江新平，金沢きみ代，村山 郁子，杉山奈々絵，西村チエ子，粕田晴之「改訂MRSAガイドラインに基づくイギリスの病院でのMRSA感染対策」 防菌防黴 27（4）261-264，1999
35）田中 弘子．市川 高夫，波多江新平：「特集 手洗いを見直す5 手洗いの教育啓蒙」 INFECTIONCONTROL 9（4），350-354，2000
36）波多江新平，杉山香代子，新井 裕子：「特集 手洗いを見直す6 手洗いの検証」 INFECTION CONTROL 9（4），356-359，2000
37）波多江新平，金沢きみ代：「外国の病院の感染予防対策マニュアルにみるリスクマネージメントの実例」INFECTION CONTROL 9（13），1431-1433，2000
38）新井 裕子，明石 学，上田 博美，遠藤 康伸，岡田 成彦，金沢きみ代，金澤美弥子，川口 末治，川端 明美，櫻井 公，柴田ゆうか，杉山奈々絵，杉山香代子，嶽本 剛平，田中 弘子，鍋谷 佳子，成毛 一子，波多江新平，古田 信弘，丸山 栄子，南 愛子，村山 郁子，由良 秀典，由良 温宣，渡辺 幸子：「日本と外国 院内感染対策の比較検証」クリニックマガジン 16，60-67，2000
39）波多江新平，金澤美弥子，南 愛子，村山 郁子，平 昌子，杉山香代子，長谷川ゆり子，金沢きみ代：「風邪の予防と治療 うがい，手洗い，マスクの科学」診断と治療 88（12），2169-2174，2000
40）波多江新平：「B．小児集中治療の実際 5．集中治療と感染管理」小児内科32増刊，53-61，2000

41) 賀来 満夫, 神野 正博, 柴田 清, 青木 眞, 波多江新平:「シンポジウム 感染症対策の現状と将来展望」日本病院会雑誌48(1), 79-115, 2001
42) 波多江新平, 丸山 栄子, 由良 温宣:「感染予防対策のための検証法 —NICUにおける感染予防対策—」小児看護 24(4), 495-502, 2001
43) 波多江新平, 病院環境の整備と消毒・洗浄・清掃の基本と応用, —Facilities Servicesの展開— 日本病院会雑誌 12 1883〜1914 2001
44) 波多江新平ほか, EBMに基づいた感染予防対策1〜10 文化連情報 連載 2001.6-2002.3
45) 波多江新平, 遠藤 康伸, 金澤美弥子, 山之上弘樹 「院内感染予防対策と建築設計」 LABEAN 13(10) 2001
46) 波多江新平, 古田 信弘, 村山 郁子, 病院感染の経済効果「ヨーロッパ諸国での取組み」 INFECTION CONTROL10(11)①116-1120, 2001
47) 波多江新平ほか, 実践MRSA対策 「欧米諸国での対応—英国」INFECTION CONTROL10(別冊) 2001
48) 波多江新平, 感染予防対策の基本 Infection & Microbiology Number 8 November 16〜19. 2001
49) 波多江新平, 遠藤 康伸, 金澤美弥子, 山之上弘樹 院内感染予防対策と病院建築設計 LABEAM 13(10), 9〜11, 2001
50) 波多江新平, 金澤美弥子, 川端 明美, 岡田 成彦 「MRSA対策基本的な考え方, 英国の実際」 INFECTION CONTROL別冊 実践MRSA対策 2001
51) 波多江新平 「病院環境の整備と消毒・洗浄・清掃の基本と応用—Facilities Servicesの展開—日本病院会雑誌 12(48) 1883〜1914, 2001
52) 池上美智子, 大野 令子, 信国 圭吾, 河原 伸, 波多江新平, 豊福 睦子 「院内感染対策におけるワードオーデットの有用性 環境感染16(4) 309-312, 2001
53) 波多江新平, 毛部川弘行, 浜野有美子, 丸山 徹 医療を中心とした消毒と滅菌「ポビドンヨード製剤」 臨床と微生物29(4) 367-372.2002
54) 波多江新平, 新井 裕子, 上田 博美, 遠藤 康伸, 岡田 成彦, 金澤美弥子, 川端 明美, 小塚 雄民, 杉山香代子, 杉山奈々絵, 田中 弘子, 鍋谷 佳子, 藤田 直久, 古田 信弘, 松岡 俊彦, 丸山 栄子, 山之上弘樹, 由良 温宣,「EBMに基づく予防対策の再検証」 特集:院内感染予防対策 クリニックマガジンク (6) 24〜30 2002
55) 波多江新平, 金澤美弥子, 新井 裕子, 上田 博美, 小林 信一, 賀来 満夫, 藤田 直久「日本の常識, 世界の非常識」 特集:感染対策の理論と実際 現代医療 34(11) 2002
56) 村山 郁子, 桜田 則子, 新井 裕子, 遠藤 康伸, 山之上弘樹, 池田しづ子, 古田 信弘, 岡田 成彦, 松岡 俊彦, 波多江新平外国の病院に学ぶ感染予防対策—食中毒対策に関するオーデットツールの考察—環境感染学会誌18(3) 349〜353.2003
57) 金澤美弥子, 桜田 則子, 新井 裕子, 菅原 美絵, 龍口さだ子, 池田しづ子, 小塚 雄民, 川端 明美, 金沢きみ代, 波多江新平 外国の病院に学ぶ感染予防対策—ICNの実務— 環境感染学会誌18(4) 435〜439 2003
58) 波多江新平, 藤田 直久, 村山 郁子, 新井 裕子, 成毛 一子, 金澤美弥子, 龍口さだ子, 池田しづ子, 桜田 則子, 由良 温宣, 山之上弘樹, 古田 信弘, 杉山香代子, 岩堀 裕之, 川端 明美, 上田 博美, 鍋谷 佳子, 倉科 君代 院内感染予防対策 臨床における基本的手技の実際 クリニックマガジン 12 19-27 2003
59) 波多江新平, 藤田 直久ほか50名 EBMに基づく感染予防対策—感染予防対策における合理的手順と実践—診療と新薬 41 772-802 2004
60) 金澤美弥子, 椎木 創一, 白坂 琢磨, 上田 博美, 小塚 雄民, 藤田 直久, 龍口さだ子, 池田しづ子, 山之上弘樹, 奥山 智子. 村田 郁子, 金田 暁, 成毛 一子, 島田 知子, 桜井 陽子, 村山 郁子, 新井 裕子, 桜田 則子, 杉山香代子, 波多江新平 知っておきたい予防対策の合理的手順と実践 クリニックマガジン 6 48-58 2004
61) 波多江新平, 新井 裕子, 池田しづ子, 市川 高夫, 金田一孝二, 金田一純子, 島田 知子, 杉山香代子, 龍口さだ子, 成毛 一子, 藤田 忠久, 藤田 直久, 堀川 俊二, 古田 信弘, 松田 裕之, 松永 剛, 村山 郁子, 山之上弘樹, 医療機関生き残りをかけた基本対策 最新のトピックス クリニックマガジン 12 32-39 2004
62) 波多江新平ほか 連載:感染予防対策 東京都薬剤師会雑誌 26(2)〜17(6), 2004. 2. 〜2005. 6
63) 波多江新平, 新井 裕子, 池田しづ子, 金澤美弥子, 萱沼 保伯, 清宮 久雄, 小塚 雄民, 桜井 陽子, 島田 知子, 白坂 琢磨, 杉山香代子, 龍口さだ子, 豊福 睦子, 成毛 一子, 藤井 裕史, 藤田 直久, 古田 信弘, 堀川 俊二, 村山 郁子, 山之上弘樹, 由良 温宣, 横田 和子 Q＆A交差感染予防対策の実際 クリニックマガジン 6 8-20 2005
64) 金澤美弥子, 新井 裕子, 池田しづ子, 遠藤 康伸, 大澤 栄子, 大野 聖子, 岡田 成彦, 垣根 美幸, 萱橋 理宏, 河西 新悟, 萱沼 保伯, 神田 裕子, 金田一純子, 熊澤 史織, 小塚 雄民, 斉藤由利子, 桜田 則子, 島田 知子, 白坂 琢磨, 杉山香代子, 高岡みどり, 龍口さだ子, 戸塚美愛子, 成毛 一子, 藤井 裕史, 藤田 直久, 古田 信弘, 堀川 俊二, 村山 郁子, 桃井 祐子, 森田 麻巳, 山之上弘樹, 由良 温宣, 波多江新平,

感染予防対策の問題解決策（その1）診療と新薬　42（10）1162-1167，2005.10

65) 新井　裕子，池田しづ子，遠藤　康伸，大澤　栄子，大野　聖子，岡田　成彦，垣根　美幸，金澤美弥子，萱橋　理宏，河西　新悟，萱沼　保伯，神田　裕子，金田一純子，熊澤　史織，小塚　雄民，斉藤由利子，桜田　則子，島田　知子，白坂　琢磨，杉山香代子，高岡みどり，龍口さだ子，成毛　一子，藤井　裕史，藤田　直久，古田　信弘，堀川　俊二，村山　郁子，桃井　祐子，森田　麻巳，山之上弘樹，由良　温宣，波多江新平，感染予防対策の問題解決策（その2）診療と新薬　42（11）1248-1253　2005.11

66) 藤田　直久，新井　裕子，池田しづ子，遠藤　康伸，大澤　栄子，大野　聖子，岡田　成彦，垣根　美幸，金澤美弥子，萱橋　理宏，河西　新悟，萱沼　保伯，神田　裕子，金田一純子，熊澤　史織，小塚　雄民，斉藤由利子，桜田　則子，島田　知子，白坂　琢磨，杉山香代子，高岡みどり，龍口さだ子，戸塚美愛子，成毛　一子，藤井　裕史，古田　信弘，堀川　俊二，村山　郁子，桃井　祐子，森田　麻巳，山之上弘樹，由良　温宣，波多江新平，感染予防対策の問題解決策（その3）診療と新薬　42（12）1364-1369　2005.12

67) 藤田　直久，山之上弘樹，新井　裕子，池田しづ子，遠藤　康伸，大澤　栄子，大野　聖子，岡田　成彦，金澤美弥子，萱沼　保伯，金田一純子，小塚　雄民，斉藤由利子，桜田　則子，島田　知子，白坂　琢磨，杉山香代子，高岡みどり，龍口さだ子，成毛　一子，戸塚美愛子，古田　信弘，堀川　俊二，村山　郁子，桃井　祐子，由良　温宣，波多江新平，薬剤耐性菌感染症と血液培養　診療と新薬　43（2）211-216　2006.2

68) 波多江新平，新井　裕子，池田しづ子，金澤美弥子，金田一純子，黒田　浩記，小塚　雄民，椎木　創一，滋野　好史，清水　恒広，杉山香代子，龍口さだ子，成毛　一子，藤田　直久，村山　郁子，山田　英紀，山之上弘樹，由良　温宣，吉里利枝子，EBMにおける交差感染予防対策の実際―問題点の発見と具体的解決手順―クリニックマガジン　18-29　2006.12

69) 波多江新平，新井　裕子，池田しづ子，遠藤　康伸，岡田　成彦，金澤美弥子，金田一純子，小塚　雄民，斉藤由利子，塩入久美子，白坂　琢磨，杉山香代子，龍口さだ子，成毛　一子，長谷川ゆり子，藤田　直久，古田　信弘，堀川　俊二，村山　郁子，山之上弘樹，由良　温宣，EBMに基づく感染予防対策　感染予防対策のスキルアップ　診療と新薬　44（2）203-214　2007.2

70) 波多江新平，村山　郁子，新井　裕子，藤田　直久，感染予防対策と経済性に配慮した病院設計　病院設備　49（2）148-152　2007.3

71) 栗原　英見，波多江新平，徹底しよう！感染予防対策と滅菌・消毒・洗浄　デンタルハイジーン　27-3　245-253 2007.3

72) 波多江新平，新井　裕子，医療行為・生活支援行為と感染予防対策　難病と在宅ケア　日本プランニングセンター 13（3）2007.5

77) 波多江新平，新井　裕子，池田しづ子，大澤　栄子，金澤美弥子，金田一純子，小塚　雄民，昆野ひろみ，椎木　創一，塩入久美子，杉山奈々絵，杉山香代子，住吉　静香，龍口さだ子，成毛　一子，藤田　直久，村山　郁子，山田　英紀，山之上弘樹，由良　温宣，在宅医療における感染予防対策　クリニックマガジン8-19 2007.5

73) 波多江新平，新井　裕子，池田しづ子，大澤　栄子，金澤美弥子，金田一純子，小塚　雄民，昆野ひろみ，椎木　創一，塩入久美子，杉山奈々絵，杉山香代子，住吉　静香，龍口さだ子，成毛　一子，藤田　直久，村山　郁子，山田　英紀，山之上弘樹，由良　温宣，病院の床は病院の顔　クリニックマガジン35-37 2007.7

74) 波多江新平，金澤美弥子，感染予防対策の基本～洗った手の完全な乾燥～　難病と在宅ケア　日本プランニングセンター 13（3）　2007.6

75) 波多江新平，新井　裕子，医療行為・生活支援行為と感染予防対策　難病と在宅ケア　日本プランニングセンター　13（5）26-28　2007.8

76) 波多江新平，新井　裕子，池田しづ子，金澤美弥子，金田一純子，小塚　雄民，斉藤由利子，杉山香代子，住吉　静香，高岡みどり，竹本　真美，戸塚美愛子，龍口さだ子，成毛　一子，藤田　直久，村山　郁子，山﨑真紀子，山之上弘樹，由良　温宣，感染予防対策の基本と経済性　クリニックマガジン　42-51 2007.12

77) 波多江新平，新井　裕子，池田しづ子，金澤美弥子，金田一純子，小塚　雄民，齋藤由利子，杉山香代子，住吉　静香，高岡みどり，竹本　真美，戸塚美愛子，龍口さだ子，成毛　一子，藤田　直久，村山　郁子，山﨑真紀子，山之上弘樹，由良　温宣，感染予防対策の基本―いま考えなおしてみたいこと―　クリニックマガジン　43-50．2008.5

78) 波多江新平，新井　裕子，池田しづ子，市川　高夫，金澤美弥子，金田一純子，近藤美恵子，杉山香代子，住吉　静香，須田　志優，竹本　真美，龍口さだ子，成毛　一子，長谷川ゆり子，樋口ひとみ，藤田　直久，村山　郁子，山﨑真紀子，山之上弘樹，由良　温宣，感染予防対策の再検証　最近の事例からパンデミックへの備えまで　クリニックマガジン　43-51．2008.12

79) 波多江新平，金澤美弥子，感染予防対策の基本・洗った手の完全な乾燥　難病と在宅ケア15（2）45-47 2009.5

80) 笠井　正志，新井　裕子，池田しづ子，市川　高夫，金澤美弥子，金田一純子，近藤美恵子，杉山香代子，住吉　静香，須田　志優，竹本　真美，龍口さだ子，成毛　一子，長谷川ゆり子，樋口ひとみ，藤田　直久，村山　郁子，山﨑真紀子，山之上弘樹，由良　温宣，波多江新平，小児科領域における感染予防対策の考え方　―抗菌薬，各種デバイスの適正使用と手洗いの基本手技―　クリニックマガジン　51-58　2009.5

81) 波多江新平, 常在細菌叢の温存と感染予防対策　難病と在宅ケア　15(4) 33-34　2009.7.
82) 藤田　直久, 新井　裕子, 井内　律子, 池田しづ子, 市川　高夫, 遠藤　康伸, 垣根　美幸, 金澤美弥子, 金田一純子, 杉山香代子, 竹本　真美, 龍口さだ子, 成毛　一子, 長谷川ゆり子, 樋口ひとみ, 村山　郁子, 森本美智子, 山﨑真紀子, 山之上弘樹, 由良　温宣, 波多江新平, インフルエンザ流行下の感染予防対策―新型インフルエンザA(H1N1)を中心に　クリニックマガジン　43-52.2009.12
83) 波多江新平, 新井　裕子, 金澤美弥子, 金田一純子, 杉山香代子, 藤田　直久, 村山　郁子, 山之上弘樹, 新型インフルエンザA(H1N1)への対応策　～インフルエンザ流行下にあって～　難病と在宅ケア　15(10) 26-29 2010.1
84) 波多江新平, 新井　裕子, 金澤美弥子, 金田一純子, 杉山香代子, 藤田　直久, 村山　郁子, 山之上弘樹, 栗原　英見, 吉野　宏, 仁井谷善恵, 医療機関におけるインフルエンザ流行下の感染予防対策―新型インフルエンザ(A型H1N1)を中心に―　歯界展望　115(2) 197-202　2010.2
85) 新井　裕子, 井内　律子, 猪狩　政則, 岡田　成彦, 金澤美弥子, 萱沼　保伯, 佐々木富子, 長野　恵子, 藤田　直久, 村山　郁子, 山之上弘樹, 由良　温宣, 杉山香代子, 波多江新平, 細菌の時限爆弾を爆発させない対策についての考察「輸液の調製と管理」診療と新薬　47(4) 392-397　2010.4
86) 金澤美弥子, 新井　裕子, 市川　高夫, 垣根　美幸, 金田一純子, 高岡みどり, 竹本　真美, 長谷川ゆり子, 藤田　直久, 森本美智子, 山﨑真紀子, 山之上弘樹, 波多江新平　中心静脈カテーテル留置時のマキシマルバリアプレコーションの実際「EU諸国での情報を基に整理する。」診療と新薬　47(4) 398-402　2010.4
87) 波多江新平, 新井　裕子, 井内　律子, 井坂ゆかり, 池田しづ子, 市川　高夫, 垣根　美幸, 金澤美弥子, 金田一純子, 杉山香代子, 竹本　真美, 長谷川ゆり子, 樋口ひとみ, 藤田　直久, 村山　郁子, 山﨑真紀子, 山之上弘樹, 由良　温宣, 外来部門における環境整備と感染予防対策　クリニックマガジン　41-50　2010.5
88) 波多江新平, 医療職として備えておきたい抗菌薬の知識・適正使用の考え方　デンタルハイジーン　30-12 1184　2010.12
89) 小森　敏明, 新井　裕子, 井内　律子, 池田しづ子, 市川　高夫, 遠藤　康伸, 金澤美弥子, 金田一純子, 佐々木富子, 杉山香代子, 竹本　真美, 龍口さだ子, 成毛　一子, 樋口ひとみ, 藤田　直久, 村山　郁子, 森本美智子, 山﨑真紀子, 山之上弘樹, 由良　温宣, 波多江新平, 新型多剤耐性菌と感染予防対策　クリニックマガジン 497 44-52 2010.12
90) 小森　敏明, 新井　裕子, 井内　律子, 池田しづ子, 市川　高夫, 遠藤　康伸, 金澤美弥子, 金田一純子, 佐々木富子, 杉山香代子, 竹本　真美, 龍口さだ子, 成毛　一子, 樋口ひとみ, 藤田　直久, 村山　郁子, 森本美智子, 山﨑真紀子, 山之上弘樹, 由良　温宣, 波多江新平,「新型多剤耐性菌と感染予防対策」　診療と新薬　48-4 411-428 2011.4
91) 新井　裕子, 井内　律子, 池田しづ子, 市川　高夫, 遠藤　康伸, 金澤美弥子, 金田一純子, 小森　敏明, 佐々木富子, 杉山香代子, 竹本　真美, 龍口さだ子, 成毛　一子, 樋口ひとみ, 藤田　直久, 村山　郁子, 山﨑真紀子, 山之上弘樹, 由良　温宣, 波多江新平, 標準予防策と接触感染予防対策のポイント「ガイドラインではわからない防御具の着脱と使用のタイミング」　クリニックマガジン　502 43-47 2011.5
92) 金澤美弥子, 新井　裕子, 池田しづ子, 井内　律子, 市川　高夫, 笠井　正志, 佐々木富子, 竹本　真美, 田中裕子, 藤田　直久, 三浦　正義, 村山　郁子, 山之上弘樹, 山﨑真紀子, 由良　温宣, 波多江新平, 感染経路別予防対策と標準予防策「ガイドラインでは分らない防御具の適正使用」　診療と新薬　48-11 31-40 2011.11.
93) 新井　裕子, 池田しづ子, 井内　律子, 市川　高夫, 笠井　正志, 金澤美弥子, 佐々木富子, 竹本　真美, 藤田　直久, 三浦　正義, 村山　郁子, 山之上弘樹, 由良　温宣, 波多江新平, 感染経路別予防対策と標準予防策「環境の清浄化―環境清拭シートの有用性」　診療と新薬　48-11 41-44 2011.11.
94) 山之上弘樹, 新井　裕子, 井内　律子, 笠井　正志, 金澤美弥子, 金田一純子, 小森　敏明, 佐々木富子, 鹿倉　節子, 杉山香代子, 竹本　真美, 藤田　直久, 村山　郁子, 三浦　正義, 森本美智子, 山﨑真紀子, 由良　温宣, 波多江新平, 感染予防はガイドラインの正しい読み方から「標準予防策と感染経路別予防対策の違い, 防御具の正しい着脱と手洗い・消毒剤の使用」クリニックマガジン　510 46-51 2011.12.
95) 山之上弘樹, 新井　裕子, 井内　律子, 笠井　正志, 金澤美弥子, 小森　敏明, 佐々木富子, 杉山香代子, 竹本真美, 藤田　直久, 村田　郁子, 村山　郁子, 三浦　正義, 森本美智子, 山﨑真紀子, 由良　温宣, 波多江新平, ガイドラインの理解と法令の遵守「消毒の手技手順の理解・輸液の調製と管理」クリニックマガジン　515 48-52 2012.5
96) 山之上弘樹, 新井　裕子, 井内　律子, 金澤美弥子, 杉山香代子, 竹本　真美, 藤田　直久, 村山　郁子, 波多江新平, 訪問理容・訪問美容における感染予防対策の基本と実際　診療と新薬　49-11 1419-1434　2012.11
97) 新井　裕子, 井内　律子, 岡田　成彦, 笠井　正志, 佐々木富子, 杉山香代子, 竹本　真美, 田中裕子, 藤田　直久, 三浦　正義, 村山　郁子, 山之上弘樹, 山﨑真紀子, 由良　温宣, 波多江新平 「生体の消毒」診療と新薬　49(11) 1413-1418　2012.11
98) 山之上弘樹, 新井　裕子, 井内　律子, 大澤　栄子, 笠井　正志, 金澤美弥子, 佐々木富子, 鹿倉　節子, 杉山香代子, 竹本　真美, 田中　裕子, 長谷川ゆり子, 藤田　直久, 村田　郁子, 村山　郁子, 三浦　正義, 由良　温宣, 波多江新平, 感染予防対策の継続的見直し「マニュアルの作成・防御具の正しい使い方・手洗い」クリニッ

クマガジン 522 56-61 2012.12.

99) 新井 裕子, 岡田 成彦, 笠井 正志, 金澤美弥子, 波多江新平, 藤田 直久, 三浦 正義, 村山 郁子, 山之上弘樹, 由良 温宣,「細菌の時限爆弾を爆発させない対策 輸液の調製と管理」 Close to you Vol.6 2012

100) 新井 裕子, 井内 律子, 大澤 栄子, 笠井 正志, 金澤美弥子, 佐々木富子, 鹿倉 節子, 白阪 琢磨, 杉山香代子, 竹本 真美, 田中 裕子, 長谷川ゆり子, 藤田 直久, 村田 郁子, 三浦 正義, 村山 郁子, 山﨑真紀子, 山之上弘樹, 由良嘉兵衛, 波多江新平, 感染予防対策の継続的な見直し「標準予防策・接触感染予防対策・医療従事者の服装・手洗い」クリニックマガジン 527 45-49 2013.05

101) 由良 温宣, 新井 裕子, 井内 律子, 岡本多恵子, 笠井 正志, 金澤美弥子, 佐々木富子, 杉山香代子, 高岡みどり, 竹本 真美, 田中 裕子, 長谷川ゆり子, 藤田 直久, 村田 郁子, 三浦 正義, 村山 郁子, 山之上弘樹, 由良嘉兵衛, 波多江新平, 感染予防対策のための基本的知識の理解「高齢者施設, 在宅医療における感染予防対策のポイント」クリニックマガジン 534 36-40 2013.12

102) 山之上弘樹, 新井 裕子, 井内 律子, 大澤 栄子, 金澤美弥子, 長谷川ゆり子, 藤田 直久, 三浦 正義, 村山 郁子, 森本美智子, 由良 温宣, 波多江新平,「手洗い(Hand Wash)はいかに行うべきか」診療と新薬 51(1) 55-59 2014.01

103) 樋口 ひとみ, 新井 裕子, 笠井 正志, 金澤美弥子, 佐々木富子, 竹本 真美, 藤田 直久, 三浦 正義, 村山 郁子, 山之上弘樹, 由良 温宣, 波多江新平,「感染性廃棄物の適正処理」診療と新薬51-1 61-64 2014.01

104) 藤田 直久, 新井 裕子, 井内 律子, 笠井 正志, 金澤美弥子, 佐々木富子, 田中 裕子, 鹿倉 節子, 三浦 正義, 村山 郁子, 山之上弘樹, 波多江新平,「インフルエンザの感染予防対策」診療と新薬 51-1 65-69 2014.01

105) 新井 裕子, 井内 律子, 遠藤 康伸, 大澤 栄子, 笠井 正志, 金澤美弥子, 香取 陽子, 小原ゆみ子, 佐々木富子, 竹本 真美, 田中 裕子, 長谷川ゆり子, 藤田 直久, 村山 郁子, 山之上弘樹, 由良 温宣, 波多江新平, 感染予防対策のための基本的知識の理解「輸液の適切な管理法」—細菌の時限爆弾を爆発させないために— クリニックマガジン 539 44-50 2014.05

106) 藤田 直久, 新井 裕子, 遠藤 康伸, 笠井 正志, 金澤美弥子, 金田 暁, 小塚 雄民, 小森 敏明, 澤井 豊光, 白阪 琢磨, 杉山香代子, 高岡みどり, 三浦 正義, 村山 郁子, 山之上弘樹, 矢野篤次郎, 由良 温宣, 波多江新平, Lanbeck Arne Peter 「抗菌薬の適正使用と検体の適切な採取」診療と新薬51-6 569-575 2014.06

107) 金澤美弥子, 新井 裕子, 井内 律子, 岡本多恵子, 金澤かな子, 香取 陽子, 小原ゆみ子, 佐々木富子, 鹿倉 節子, 竹本 真美, 田中 裕子, 長谷川ゆり子, 藤田 直久, 村山 郁子, 森 英恵, 森本美智子, 山﨑真紀子, 山之上弘樹, 由良 温宣, 波多江新平,「常在細菌叢の温存と食細胞系免疫の確保」 診療と新薬51-6 577-580 2014.06

108) 由良 温宣, 新井 裕子, 金澤美弥子, 竹本 真美, 藤田 直久, 村山 郁子, 山之上弘樹, 波多江新平,「ノロウイルス感染症の感染予防対策」診療と新薬51-6 581-584 2014.06

109) 金澤美弥子, 浦田 秀子, 楠葉 洋子, 波多江新平,「未滅菌手袋の着用状況から考える看護実践における感染予防対策」診療と新薬 51-6 585-594 2014.06

110) 新井 裕子, 金澤美弥子, 藤田 直久, 村山 郁子, 山之上弘樹, 杉山香代子, 由良 温宣, 波多江新平,「医療に供される水の種類」診療と新薬51(6) 595-596 2014.06

111) 金澤美弥子, 雨谷 容子, 新井 裕子, 井内 律子, 大澤 栄子, 笠井 正志, 金澤かな子, 金田 暁, 香取 陽子, 小塚 雄民, 小原ゆみ子, 小森 敏明, 佐々木富子, 澤井 豊光, 白阪 琢磨, 鹿倉 節子, 杉浦 操, 杉山香代子, 高岡みどり, 竹本 真美, 田中 裕子, 東條 盛彦, 戸塚美愛子, 中島 治代, 長谷川ゆり子, 樋口ひとみ, 兵道美由紀, 藤田 直久, 松岡 俊彦, 三浦 正義, 村山 郁子, 森 英恵, 森本美智子, 矢野篤次郎, 山﨑真紀子, 山之上弘樹, 由良 温宣, 波多江新平,「感染予防対策のための ナーシングスキル」(基礎編) 上 診療と新薬51(7) 657-712 2014.07

112) 金澤美弥子, 雨谷 容子, 新井 裕子, 井内 律子, 大澤 栄子, 笠井 正志, 金澤かな子, 金田 暁, 香取 陽子, 小塚 雄民, 小原ゆみ子, 小森 敏明, 佐々木富子, 澤井 豊光, 白阪 琢磨, 鹿倉 節子, 杉浦 操, 杉山香代子, 高岡みどり, 竹本 真美, 田中 裕子, 東條 盛彦, 戸塚美愛子, 中島 治代, 長谷川ゆり子, 樋口ひとみ, 兵道美由紀, 藤田 直久, 松岡 俊彦, 三浦 正義, 村山 郁子, 森 英恵, 森本美智子, 矢野篤次郎, 山﨑真紀子, 山之上弘樹, 由良 温宣, 波多江新平,「感染予防対策のための ナーシングスキル」(基礎編) 下 診療と新薬51-8 783-817 2014.08

113) 山之上弘樹, 新井 裕子, 遠藤 康伸, 金澤美弥子, 佐々木富子, 杉山香代子, 藤田 直久, 村山 郁子, 三浦 正義, 山﨑真紀子, 由良 温宣, 波多江新平「エボラ出血熱の感染予防対策」診療と新薬51-11 1075-1085 2014.11

130) 新井 裕子, 井内 律子, 香取 陽子, 金澤美弥子, 小塚 雄民, 佐々木富子, 杉山香代子, 竹本 真美, 田中 裕子, 長谷川ゆり子, 藤田 直久, 松岡 俊彦, 三浦 正義, 村山 郁子, 矢野篤次郎, 山﨑真紀子, 山之上弘樹, 由良 温宣, 波多江新平,「マニュアル作成方法のポイント」—マニュアル作成に欠かせない要素と目次立て— クリニックマガジン 546 15-19 2014.12

114) 山之上弘樹, 新井 裕子, 井内 律子, 岡本多恵子, 笠井 正志, 金澤美弥子, 佐々木富子, 澤井 豊光, 杉浦 操, 杉山香代子, 高岡みどり, 竹本 真美, 田中 裕子, 藤田 直久, 三浦 正義, 村山 郁子, 矢野篤次郎, 由良嘉兵衛, 由良 温宣, 波多江新平「高齢者施設や在宅医療で必要な感染症の知識と対策 クリニックマガジン 551 15-19 2015.5

115) 山之上弘樹, 新井 裕子, 井内 律子, 遠藤 康伸, 勝田 優, 笠井 正志, 金澤かな子, 金澤美弥子, 金田 暁, 小塚 雄民, 小森 敏明, 佐々木富子, 澤井 豊光, 白阪 琢磨, 杉浦 操, 杉山香代子, 高岡みどり, 竹本 真美, 田中 裕子, 長谷川ゆり子, 樋口ひとみ, 兵道美由紀, 藤田 直久, 三浦 正義, 村山 郁子, 森 英恵, 森本美智子, 矢野篤次郎, 由良 温宣, 波多江新平,「must」と「should」の違いに留意した感染予防対策 診療と新薬 52 39-52 2015.11.

116) 新井 裕子, 井内 律子, 遠藤 康伸, 岡本多恵子, 笠井 正志, 金澤かな子, 金澤美弥子, 金田 暁, 小塚 雄民, 小森 敏明, 佐々木富子, 澤井 豊光, 白阪 琢磨, 杉山香代子, 高岡みどり, 嶽本 剛平, 竹本 真美, 長谷川ゆり子, 樋口ひとみ, 藤田 直久, 松岡 俊彦, 三浦 正義, 村山 郁子, 森 英恵, 森本美智子, 矢野篤次郎, 山之上弘樹, 由良 温宣, 由良嘉兵衛, 波多江新平, 感染予防対策の「must」と「should」クリニックマガジン 558 23-27 2015.12

117) 田子 康之, 新井 裕子, 井内 律子, 遠藤 康伸, 勝田 優, 笠井 正志, 金澤かな子, 金澤美弥子, 金田 暁, 小塚 雄民, 小森 敏明, 佐々木富子, 澤井 豊光, 白阪 琢磨, 杉浦 操, 杉山香代子, 高岡みどり, 竹本 真美, 田中 裕子, 長谷川ゆり子, 樋口ひとみ, 兵道美由紀, 藤田 忠久, 藤田 直久, 三浦 正義, 村山 郁子, 森 英恵, 森本美智子, 矢野篤次郎, 由良 温宣, 波多江新平「ノロウイルス感染症に対する感染予防対策マニュアル」診療と新薬 52-12 1155-1168 2015.12

118) 藤田 直久, 新井 裕子, 井内 律子, 遠藤 康伸, 岡本多恵子, 勝田 優, 笠井 正志, 金澤美弥子, 小原ゆみ子, 小森 敏明, 斉藤美恵子, 佐々木富子, 澤井 豊光, 白阪 琢磨, 杉浦 操, 杉山香代子, 高岡みどり, 田子 康之, 田中 裕子, 兵道美由紀, 古澤由美子, 松岡 俊彦, 三浦 正義, 村山 郁子, 矢野篤次郎, 山﨑真紀子, 山之上弘樹, 由良嘉兵衛, 由良 温宣, 波多江新平「インフルエンザに対する感染予防対策マニュアル」診療と新薬 53-1 43-60 2016.01

119) 新井 裕子, 井内 律子, 遠藤 康伸, 岡本多恵子, 笠井 正志, 金澤美弥子, 小森 敏明, 佐々木富子, 澤井 豊光, 杉浦 操, 杉山香代子, 高岡みどり, 田中 裕子, 藤田 直久, 三浦 正義, 村山 郁子, 矢野篤次郎, 山﨑真紀子, 山之上弘樹, 由良嘉兵衛, 由良 温宣, 波多江新平 「ほこり」と感染予防対策 クリニックマガジン 53 15-19 2016.05

120) 由良 温宣, 新井 裕子, 遠藤 康伸, 笠井 正志, 金澤かな子, 金澤美弥子, 金田 暁, 小塚 雄民, 小森 敏明, 佐々木富子, 澤井 豊光, 白阪 琢磨, 杉山香代子, 藤田 直久, 三浦 正義, 村山 郁子, 山之上弘樹, 矢野篤次郎, Lanbeck Arne Peter, orsten Holmdahl, Odenholt Malmfors Inga, 波多江新平「スウェーデンの事例から学ぶ, 耐性菌対策と使用量削減への取組み」診療と新薬 53-5 385-400 2016.05

121) 山之上弘樹, 新井 裕子, 井内 律子, 岡本多恵子, 笠井 正志, 金澤かな子, 金澤美弥子, 小塚 雄民, 小森 敏明, 佐々木富子, 澤井 豊光, 杉浦 操, 杉山香代子, 高岡みどり, 田中 裕子, 藤田 直久, 三浦 正義, 村山 郁子, 矢野篤次郎, 由良嘉兵衛, 由良 温宣, 波多江新平「感染症に罹らないための対策」~生体側と環境側の双方からアプローチ~ 診療と新薬 53-6 477-489 2016.06

122) 金澤美弥子, 橋口 浩二, 新井 裕子, 藤田 直久, 村山 郁子, 山之上弘樹, 由良 温宣, 波多江新平「必要時手洗いの浸透に向けての取組み」診療と新薬 53-8 685-701 2016.08

123) 新井 裕子, 井内 律子, 遠藤 康伸, 笠井 正志, 金澤かな子, 金澤美弥子, 小塚 雄民, 小森 敏明, 佐々木富子, 白阪 琢磨, 杉浦 操, 杉山香代子, 藤田 直久, 三浦 正義, 村山 郁子, 矢野篤次郎, 山之上弘樹, 由良 温宣, 波多江新平 病棟における薬剤の適切な管理法―感染予防対策と医療事故防止― クリニックマガジン 53 15-19 2017.03

124) 藤田 直久, 新井 裕子, 井内 律子, 遠藤 康伸, 笠井 正志, 金澤かな子, 金澤美弥子, 小塚 雄民, 小森 敏明, 佐々木富子, 杉浦 操, 杉山香代子, 竹本 真美, 田中 裕子, 三浦 正義, 村山 郁子, 山之上弘樹, 由良 温宣, 波多江新平 感染予防対策のための基本的知識の理解「隔離の考え方と手順」診療と新薬 54-8 811-821 2017.08

125) 新井 裕子, 井内 律子, 遠藤 康伸, 笠井 正志, 金澤かな子, 金澤美弥子, 小塚 雄民, 小森 敏明, 佐々木富子, 杉浦 操, 白阪 琢磨, 杉浦 操, 杉山香代子, 藤田 直久, 三浦 正義, 村山 郁子, 矢野篤次郎, 山之上弘樹, 由良 温宣, 波多江新平 感染予防対策のための基本的知識の理解「病棟における薬剤の適切な管理法」感染予防対策と医療事故防止 診療と新薬 54-8 795-810 2017.08

126) 小塚 雄民, 西原 清子, 村山 郁子, 藤田 直久, 山之上弘樹, 新井 裕子, 金澤美弥子, 由良 温宣, 波多江新平 疥癬の臨床と感染予防対策 診療と新薬 55-5 345-351 2018.05

ICHG研究会の感染予防対策に対する主な経緯

1991年　6月　アメリカ合衆国の医療機関（コネチカット州立病院），ドイツ（アーヘン工科大学医学部病院ほか），オーストリアの医療機関（ルドルフインナーハウスほか），スイスの医療機関（バーゼル市立病院）を初めて視察，対策の差に愕然とする．
　　　　　　　粘着マットの廃止，手術時手洗い水の飲料水化，手術室の1足制，隔離手順（防御具等）の見直し
　　　　　　　針棄てボックスの携行，プラスチックエプロンの導入等を提言
1994年　7月　ICHG研究会設立
1994年　9月　イギリスの医療機関（ガイズ病院・ロンドン大学病院ほか）PHLSを視察
　　　　　　　標準予防策の具体的手順をわが国で初めて普及　針棄てボックス・プラスチックエプロン導入
1996年　9月　手洗い手順図（6コマ）わが国で初めて作成
1997年　1月　第3回アジア太平洋消毒会議出席（シドニー）
1998年12月　国立成育医療センター感染対策委員，病院建築設計とマニュアル作成指導～2002年3月まで
2002年10月　（有）メディグリーンを設立
2003年　4月　防御具の着脱手順図（手袋・エプロン・サージカルマスク等）をわが国で初めて作成
2006年　4月　十和田市立中央病院新築一部改築設計顧問
2007年　4月　国立大学病院機構宮崎大学医学部病院外来棟新築・病棟改築設計顧問
2008年　4月　新百合ヶ丘総合病院新築設計顧問
2012年　6月　介護付き有料老人ホーム「ポポロの杜豊岡」新築設計顧問
2014年　4月　茨城県守谷市新型インフルエンザ等対策行動計画2014年度アドバイザー
この間，現在まで，イギリス，ドイツ，スイス，オーストリア，フランス，オランダ，ベルギー，ノルウエー，スウェーデン，デンマーク，フィンランド，カナダ，アメリカ合衆国の医療機関等を多数視察

索 引

欧文

- AIDS ... 2
- HIV感染 ... 2
- ISO ... 24
- must ... 13
- should ... 13
- X線装置 ... 90

和文

あ行

- アルキルジアミノエチルグリシン塩酸塩 ... 58
- アルコール類 ... 44
- 安全キャビネット ... 17
- アンビューバック ... 90
- イソプロパノール製剤 ... 44
- 一次処理 ... 88
- 一類感染症 ... 104
- 一般担体感染 ... 10
- 医薬品 ... 41
- 医薬部外品 ... 41
- インキュベーター（クベース） ... 92
- 院内感染の国際定義 ... 4
- ウイルス ... 39
- ウォッシャーディスインフェクター ... 28
- エアウェイ ... 90
- 衛生的手洗い ... 75, 78
- エタノール製剤 ... 44
- エチレンオキサイド（EO）ガス滅菌 ... 25
- 嘔吐物 ... 110
- 嘔吐物の処理手順 ... 110
- おしぼり・湿式清拭タオルの留意点 ... 15
- おしぼりの管理 ... 15
- オラネキシジングルコン酸塩 ... 55
- 温湯 ... 21
- 温度チェック ... 82

か行

- 外因性感染症 ... 18
- 化学的インジケーター ... 23
- 過酢酸 ... 42
- 過酸化水素低温プラズマ滅菌 ... 25
- カビ ... 16
- 花瓶 ... 91, 100
- 環境 ... 108
- 環境清拭シート ... 111
- 環境の消毒 ... 109
- 環境の清掃方法 ... 108
- 間接接触感染 ... 10
- 感染経路 ... 5
- 感染経路別隔離予防対策 ... 2, 10
- 感染症の診断と抗菌薬の投与 ... 106
- 感染症流行時の環境の清浄化 ... 109
- 感染性廃棄物 ... 112
- 感染性廃棄物の表示 ... 113
- 感染のリンク ... 4
- 感染予防対策 ... 2
- 感染予防対策の基本 ... 2
- 感染予防対策の基本3原則 ... 2
- 感染予防対策のポイント ... 6
- 感染リスク ... 6
- 乾燥 ... 20, 34
- 乾熱滅菌 ... 25
- 気管カニューレ ... 91
- 器具，機械類の具体的対策 ... 90
- 希釈 ... 62
- 気密容器 ... 60
- キャリブレーション（校正） ... 82
- 吸引瓶 ... 92
- 吸入器 ... 92
- 空気感染 ... 10
- クリーンベンチ ... 17
- グルタラール ... 42
- 車イス ... 95
- クロルヘキシジングルコン酸塩 ... 55
- 経管栄養関連器 ... 93

- 血圧計 ... 93
- 結核 ... 12
- 結露 ... 16
- 健康 ... 75
- 原著論文のチェックポイント ... 3
- 高圧蒸気滅菌 ... 24
- 抗菌薬 ... 31
- 硬性内視鏡 ... 87
- 喉頭鏡 ... 93
- 抗微生物スペクトル ... 38
- 国際標準化機構 ... 24
- 小物類（おもちゃを含む） ... 93
- 根拠に基づく医療EBM ... 3

さ行

- 細菌とウイルスの増殖 ... 14
- 細菌の時限爆弾 ... 14
- 最終処理 ... 88
- 細胞毒性 ... 31
- 雑貨 ... 41
- 酸素マスク ... 94
- 三類感染症 ... 104
- 次亜塩素酸ナトリウム ... 46
- 紫外線照射 ... 27
- 死後処置時使用物品 ... 95
- 室温 ... 21
- ジャクソンリース ... 94
- 遮光 ... 60
- 宿主 ... 5
- 手指衛生 ... 74
- 手術時手洗い ... 75
- 常温 ... 21
- 常在菌（病原体） ... 68
- 使用済みリネン類 ... 102
- 消毒 ... 20, 28, 30, 89, 103
- 消毒剤 ... 30, 33, 40, 60, 61, 62
- 消毒剤の廃棄 ... 66
- 消毒薬 ... 33
- 食中毒防止 ... 29
- 食品の加熱 ... 29
- 食器類 ... 94
- 除毛　剃毛セット ... 94

スタイレット … 95	内視鏡洗浄室 … 36	「ほこり」対策 … 16
ストレッチャー … 95	軟性内視鏡 … 84	哺乳瓶 … 98
スピルキット … 110	日常手洗い … 75, 77	ポビドンヨード … 48
清掃と手袋の着用 … 109	日本薬局方 … 21	ポビドンヨード液 … 51
生物学的インジケーター … 23	尿器 … 97	ポビドンヨードゲル … 51
接触感染 … 10	二類感染症 … 104	
洗浄 … 20, 34	熱湯 … 21	**ま行**
洗濯機 … 96	粘膜 … 71	マギール鉗子 … 98
創傷 … 71	膿盆（ガーグルベース）… 91	マットレス … 98
速乾性すり込み式手指消毒剤 … 80		水の種類 … 73
	は行	水のみ・薬杯 … 95
た行	バイオセイフティレベル … 114	密封容器 … 60
体温計 … 96	バイオバーデン … 22	密閉容器 … 60
体腔内 … 72	バイオハザードマーク … 113	無菌製剤 … 32
対策のレベル … 6	配合アルコール製剤 … 44	無菌操作 … 16
乳首 … 98	微温 … 21	滅菌 … 20, 22, 89
中央材料部 … 36	微温湯 … 21	滅菌工程 … 22
注射バイアルのゴム栓部分 … 96	皮膚消毒 … 68	滅菌済み製剤 … 32
聴診器 … 96	皮膚の構造 … 68	
調製 … 64	飛沫核感染 … 10	**や行**
超ろ過滅菌 … 26	飛沫感染 … 10	輸液調製後の使用期限 … 14
直接接触感染 … 10	病原体 … 5	容器 … 60
爪ブラシ … 97	病原体媒介生物による感染 … 10	浴槽（環境）… 99
通過病原体 … 68	標準温度 … 21	浴用ストレッチャー … 99
手洗い … 74	標準予防策 … 2	
手洗いのタイミング … 79	標準予防策における具体的対策 … 9	**ら行**
手洗いの手順 … 76	標準予防策の国際定義 … 8	リコール … 23
手洗いミス … 76	標準予防策の目的 … 9	留置期間と感染リスク … 70
低温蒸気ホルムアルデヒドガス（LTSF）滅菌 … 26	フタラール … 42	冷所 … 21
ディスポーザブル製品 … 100	ベッド … 97	冷水 … 21
データに基づく医療 … 3	便器（差し込み式，ポータブル）… 97	レスピレーター蛇管 … 99
塗布方法 … 69	ベンザルコニウム塩化物 … 54	
	ベンゼトニウム塩化物 … 52	**数字**
な行	保育器 … 92	0.2の法則 … 72
内因性感染症 … 18	包交車 … 98	1回塗布 … 69
内視鏡 … 84	放射線滅菌 … 25	3回塗布 … 69
		99.9％の考え方 … 53

国際標準の感染予防対策
滅菌・消毒・洗浄ハンドブック

ISBN978-4-263-23717-5

| 2018年11月20日 | 第1版第1刷発行 |
| 2020年6月25日 | 第1版第2刷発行 |

編 著 ICHG研究会
発行者 白石泰夫
発行所 医歯薬出版株式会社

〒113-8612 東京都文京区本駒込1-7-10
TEL.(03)5395-7618(編集)・7616(販売)
FAX.(03)5395-7609(編集)・8563(販売)
https://www.ishiyaku.co.jp/
郵便振替番号 00190-5-13816

乱丁,落丁の際はお取り替えいたします　　　　印刷・真興社／製本・皆川製本所
© Ishiyaku Publishers, Inc., 2018. Printed in Japan

本書の複製権・翻訳権・翻案権・上映権・譲渡権・貸与権・公衆送信権(送信可能化権を含む)・口述権は,医歯薬出版(株)が保有します.
本書を無断で複製する行為(コピー,スキャン,デジタルデータ化など)は,「私的使用のための複製」などの著作権法上の限られた例外を除き禁じられています.また私的使用に該当する場合であっても,請負業者等の第三者に依頼し上記の行為を行うことは違法となります.

JCOPY ＜出版者著作権管理機構 委託出版物＞
本書をコピーやスキャン等により複製される場合は,そのつど事前に出版者著作権管理機構(電話03-5244-5088,FAX 03-5244-5089,e-mail:info@jcopy.or.jp)の許諾を得てください.